Ce travail de transcription a été le mien.
Que le profit en soit au lecteur attentif
et à l'Absolu seul la gloire. Je Lui rends grâce
pour toutes les richesses qu'Il nous a révélées
afin de nous guider vers Lui.

Je remercie tous ceux qui ont aidé
à la réalisation de ce recueil

Selim Aïssel

Transcription : Selim Aïssel

DERVISH EXTASIS

Les Mouvements qui guérissent

Guérison physique, psychique, mentale et spirituelle

Editions de la Lumière

La pratique de *Dervish Extasis* ne remplace pas la consultation médicale. L'aide d'un thérapeute compétent est toujours très précieuse.

Edité par :

EDITIONS DE LA LUMIERE
102, rue de la Gare
F 57800 Béning-lès-Saint-Avold
Tél. : 03.87.04.47.72 - Fax : 03.87.04.12.35

1999

ISBN : 2-909651-63-0

PRÉFACE

Par Christiane Steffen
Directrice de "l'*Ecole de l'Art des Mouvements
et de l'Expression Symbolique*"

L'élément fondamental qui caractérise *Dervish Extasis* est la recherche de la prise de conscience du corps comme moyen d'entrer en relation consciente avec le psychisme (émotions et pensées) ouvrant ainsi une voie d'accès à la connaissance de soi. Cette prise de conscience, qui s'effectue toujours sur la base de l'affinement de la sensation et de la perception du corps intérieur, cherche à réharmoniser le corps physique et le psychisme pour permettre à l'homme, ayant réinvesti son corps, de redécouvrir en lui une vitalité, une créativité et une dimension nouvelles.

Notre travail se déroule autour de deux axes qui témoignent d'une approche globale de l'homme à travers son corps et son psychisme. Il y a d'une part l'ensemble des méthodes de relaxation passive et de méditation active et d'autre part les méthodes dynamiques de mouvements et de danses.

Pour arriver à la prise de conscience de plus en plus fine du corps, un apport fondamental des exercices proposés est leur prolongement qui consiste à adapter de façon optimale les mouvements et les gestes à la vie quotidienne. Le travail effectué lors des séances permettra l'adaptation concrète aux circonstances de la vie. En cela, les objectifs des exercices vont plus loin que la seule prise de conscience du corps et œuvrent utilement à une meilleure insertion de l'homme dans son environnement matériel et relationnel.

Une question importante se pose alors à nous : quelle position adoptons-nous par rapport aux problèmes psychiques qui peuvent se dévoiler lors d'un tel travail ?

Nous ne tentons pas de faire remonter les souvenirs, d'analyser les causes possibles de blocages, mais cherchons avant tout à aider le mieux possible l'homme à réharmoniser son corps, à le réhabiliter pour le relier à nouveau à son psychisme et lui redonner ainsi la possibilité de mieux vivre et d'exprimer les tensions auparavant étouffées. *Dervish Extasis* ne se propose donc pas de fouiller dans le passé pour rechercher les causes des tensions physiques, mais veut aider l'homme à mieux gérer son présent et son avenir.

L'intérêt de la détente et de la relaxation est d'induire certains états permettant la maturation et la décantation psychique, qui seront encore accentuées par l'effet stimulant et libérateur des exercices dynamiques. Ceux-ci sont travaillés en gardant le contact avec l'environnement du fait qu'on garde toujours les yeux ouverts, à l'instar des moments de relaxation : on met donc l'individu dans une relation dynamique par rapport à son corps et à son environnement, auquel il lui est demandé de s'adapter le mieux possible.

On peut souligner l'élargissement que *Dervish Extasis* apporte au concept même de corps ; celui-ci n'est plus considéré uniquement comme un agrégat de particules matérielles, une construction de chair et d'os. Si on s'intéresse de près au corps physique en travaillant comme en gymnastique traditionnelle la souplesse des articulations, l'allongement des muscles, on s'intéresse également aux phénomènes rythmiques, respiratoires, circulatoires et psychiques qui s'y manifestent, et on est conscient que le corps physique ne peut se mouvoir que parce que des forces vitales sont là à l'œuvre, qui permettent à l'organisme de vivre et de croître. On perçoit aussi de plus en plus que le corps est le support des expériences intérieures qui sont la base des sensations et des sentiments et donnent lieu aux représentations et aux pensées. Ceci explique pourquoi nous ne négligeons pas l'apport de toutes les informations fournies par les sens et les sensations corporelles, mais au contraire nous en servons pour aiguiser la conscience du corps, des émotions et des pensées.

Dès lors, nous pouvons d'autant mieux comprendre ce qui se manifeste dans les différentes approches de l'homme par les méthodes psychocorporelles.

Pensons par exemple à un individu en train de pratiquer une relaxation : allongé, les yeux clos, il est en partie hypnotisé par une musique ou une voix monocorde qui s'impose à lui pour lui suggérer des images qui vont vivre en lui sans qu'il les contrôle. Ici l'homme est placé dans un état de conscience de rêve, de conscience imagée : cette conscience était le propre de l'homme lors d'une période d'incarnation précédente de notre planète... Il est donc fait appel à la faculté ancestrale de l'homme de tirer des images de son psychisme sans faire intervenir des forces mentales conscientes. Ceci permet de saisir pourquoi, lors de séances de relaxation, souvent un flot d'images sans lien apparent les unes avec les autres arrive à la conscience. On comprend également que ces images chaotiques impressionnent le psychisme de la personne, qui se trouve dans un état de conscience où elle est livrée au flux des images et représentations réfléchies par son inconscient, sans que la lumière de la pensée consciente puisse les arranger ni les ordonner.

Un autre élément devient compréhensible : c'est le fameux phénomène de catharsis sur lequel comptent tant les thérapies à médiation corporelle, phénomène par lequel une action sur une tension physique entraîne une décharge émotionnelle non contrôlée ; en effet, le fait de toucher à un blocage musculaire va provoquer chez un individu des images en rapport avec l'origine de la tension. Le moi ne s'impose pas dans le circuit perception-image-action, il ne compose pas volontairement l'image de ce qu'il veut créer avant que l'action ne soit exécutée. Si ces images ne sont pas ramenées en pleine lumière par la pensée consciente, il va se produire le même phénomène que chez l'animal, pour lequel un court-circuit se produit entre perception et action ; une perception sensible devient une image force qui contraint l'animal à agir immédiatement et selon la sympathie (attrait) ou l'antipathie (aversion) provoquée dans son psychisme... D'où des gestes incontrôlées, des crises de larmes se déclenchant sans possibilité de contrôle.

On peut pressentir le danger que représente un travail qui ne laisse que ressurgir les sentiments enfouis, les pulsions refoulées, qui laisse remonter sans les décrypter un flux d'images à l'inconscient. On risque de voir l'individu se perdre complètement dans la subjectivité de son vécu intérieur, dans l'entrelacs de tout ce fond mouvant sur lequel viennent se greffer les sensations. En outre, la primauté accordée à l'inconscient peut donner l'illusion de voir dans tous les mouvements intérieurs la vraie solution de son besoin d'être et de s'exprimer (ne se sent-on pas exister dans les mouvements passionnels qui agitent notre âme ?). Le danger est donc pour l'individu de s'enfermer égoïstement dans son monde intérieur, de s'y complaire, de ne plus savoir s'ouvrir aux autres qu'en les ramenant à son propre vécu égocentrique. *Dervish Extasis* permet d'éviter ces dangers en intégrant la dynamique du mouvement et celle d'une pensée active et consciente.

En effet, les exercices dynamiques qui se pratiquent assis ou debout permettent de dépasser le stade de la conscience de rêve liée à la position horizontale ; il est demandé de prendre conscience de son environnement physique, qui est intégré aux exercices pour que chacun y soit directement confronté. Chaque individu est reconnu comme ayant ses particularités, son rythme de travail, ses limites, ses problèmes psychiques propres... On s'adresse là à l'homme qui, après la chute dont parle l'Ancien Testament, passant à la position verticale, est doué de la première étincelle de conscience, de son moi psychologique, et se revêt d'un corps physique. Ce corps est au départ beaucoup plus subtil qu'aujourd'hui, mais des forces de durcissement et de sclérose se manifestent ensuite, amenant l'homme à s'intéresser de plus en plus aux substances et aux forces matérielles, ce qui entraîne un durcissement prématuré du corps, les impressions, émotions et pensées s'y inscrivant plus fortement et par conséquent faisant descendre l'homme beaucoup trop bas dans la matérialité. Le corps physique devient alors progressivement celui que nous habitons aujourd'hui, formé d'une charpente osseuse, de muscles, de tendons, de nerfs, et recouvert d'une peau. C'est à ce corps né de notre confrontation à la matière et à la vie sur terre que s'adressent les exercices qui travaillent sur la souplesse des articulations, l'allongement des muscles et la détente émotionnelle et intellectuelle. Par ces exercices, l'homme retrouve des mouvements physiques et des gestes plus efficaces, plus appropriés aux conditions de la vie quotidienne ; ceci par l'obtention d'un état de tonus optimum permettant un effort minimum, libérant par là-même le psychisme de ses tensions spécifiques.

Dervish Extasis agit donc, d'une part par la relaxation où on a affaire à l'homme placé dans un état de conscience de rêve, d'autre part par des exercices dynamiques s'adressant à l'homme incarné dont le corps physique doit devenir un outil efficace face aux exigences de la vie sur terre, et parfaitement adapté au fonctionnement émotionnel et intellectuel.

Par la prise de conscience nouvelle du corps et de ses liens au psychisme, par la redécouverte de mouvements spontanés qui n'entravent pas les fonctions organiques, *Dervish Extasis* fait le pont entre les forces expansives inconscientes et les forces sclérosantes durcissantes, présentes en l'homme. Elle apporte une harmonie nouvelle dans tous les processus vitaux et psychiques liés au corps, pour permettre à l'homme de libérer et manifester ses capacités d'épanouissement et de création.

Cette prise de conscience passant par un affinement de toutes les sensations corporelles, il est intéressant d'examiner quels sont les sens mis en jeu : ils sont au nombre de 12, bien que la science ne distingue actuellement que les 5 les plus apparents (le toucher, la vue, l'ouïe, l'odorat, le goût). *Dervish Extasis* inclut les 7 sens suivants qui relient l'homme à son psychisme et à son esprit :

– le sens de la chaleur qui n'est pas semblable au sens du toucher car il révèle une autre qualité (chaleur ou froid), différente de celle permettant de distinguer le lisse et le rugueux par exemple,

– le sens de l'équilibre qui nous permet de percevoir notre situation, notre position dans l'espace,

– le sens du mouvement qui nous permet de percevoir par rapport au monde extérieur et grâce à l'activité de nos muscles et de nos membres, si nous sommes en mouvement ou en repos,

– le sens de la vie qui nous permet d'entrer dans les profondeurs de notre organisme en nous donnant des renseignements sur l'état général de la vie de nos organes et le fonctionnement harmonieux des processus vitaux qui se déroulent dans le corps,

– le sens de la parole car le sens de l'ouïe ne suffit pas pour reconnaître les bruits venant de l'extérieur comme étant des paroles humaines,

– le sens de la pensée qui permet que la pensée soit saisie dans la parole,

– le sens du moi qui donne la faculté de percevoir le moi des autres êtres humains.

Notre travail consiste donc à inclure tous les sens de façon à relier l'homme physique à son psychisme et à son esprit et, par-delà, au monde et aux êtres environnants.

Nous comprenons le rôle fondamental que joue la prise de conscience du corps en nous faisant retourner à la première expérience de la matière faite par l'homme lors de la lointaine époque de la "chute", lorsqu'il a quitté la conscience brumeuse qu'il possédait auparavant et abandonné la position horizontale pour se redresser volontairement dans la verticale. L'homme a pu alors se percevoir en dehors de son environnement, comme une entité distincte de celui-ci, comme un esprit occupant un corps isolé dans l'espace mais parfaitement relié à lui.

La prise de contact qui s'est effectuée avec les réalités matérielles, ainsi que l'opacité du corps ont confronté l'homme à des forces lui opposant une résistance qui était nécessaire à son activité spirituelle pour qu'elle puisse faire retour sur elle-même, être réfléchie comme peut l'être la lumière par le tain d'un miroir. Le corps est donc pour l'homme l'appareil réflecteur provoquant la conscience, permettant au moi de se voir du dehors, d'être réfléchi comme celui qui est et se sent être, ce vouloir être se manifestant déjà dans la position verticale que l'homme, triomphant des forces de la pesanteur, a gagné, reliant par là le haut et le bas, les forces cosmiques et les forces terrestres.

Cette expérience par laquelle l'esprit cesse d'être fondu dans le cosmos pour s'isoler dans un corps a connu sur terre une lente évolution puis un tournant décisif à la Renaissance ; l'homme perd à cette époque le sentiment vivant de son appartenance au cosmos. L'expérience de se ressentir comme un être unique, cette expérience nécessaire qui prive l'homme de la tutelle des dieux et le place devant sa liberté, le coupe du monde spirituel et de la nature, qui cesse d'apparaître pour lui peuplée de forces élémentaires pour devenir inerte, minérale, "in-animée". Par la pratique de *Dervish Extasis*, à nouveau, les rapports du corps et du psychisme changent. L'homme ne se ressent plus comme un être isolé dans son corps, mais acquiert une dimension relationnelle avec les autres et le monde environnant qui peut le mener à entrer en contact avec une réalité spirituelle en lui-même et éventuellement avec une conscience unifiante plus universelle. Cette dernière peut culminer dans une expérience mystique.

L'expérience d'avoir un corps et "d'être un corps" peut donc permettre à l'homme, non seulement d'être confronté à son propre ressenti et à son inconscient, mais également d'intégrer la partie de son être tournée vers le monde spirituel, le Moi Supérieur dont le moi psychologique n'est qu'un faible reflet ne révélant pas son essence. La prise de conscience du corps peut amener à se reconnaître comme le hiéroglyphe du cosmos, le microcosme issu du macrocosme... On comprend mieux la fascination qu'exerce aujourd'hui le corps, cet acharnement à le disséquer, à fouiller les réflexes psychophysiologiques, à vouloir percer le mystère qui entoure sa constitution et son fonctionnement. On s'explique aussi l'engouement pour le corps auquel on consacre de plus en plus de temps et d'attention.

L'expérience du corps telle que nous la proposons nous permet donc, non seulement de faire le lien entre le corps et le psychisme, mais de redécouvrir le lien profond entre le corps et l'esprit. L'élément fondamental qui va nous permettre ce lien est la pensée qui seule peut amener une prise de conscience lucide et éclairée de son corps et de soi, et qui va permettre de ramener de l'ordre dans toutes les impressions de l'âme qui remontent des profondeurs pour les "re-connaître", et les "com-prendre", c'est-à-dire les faire vraiment siennes et naître à nouveau avec elles. Un lien nouveau va pouvoir être créé, entre d'une part la volonté obscure qui sommeille dans le métabolisme et tout ce qui dort dans notre inconscient, et d'autre part la volonté claire, libre et réfléchie qui émerge dans le psychisme supérieur de l'homme.

Celui-ci doit avoir le courage de plonger dans les tréfonds de son corps pour ramener en pleine lumière non seulement les émotions refoulées mais surtout les germes de volonté qui y sont engloutis pour les identifier à l'aide d'une pensée claire et vivante et les intégrer à son être libre et responsable.

C'est ce chemin que nous proposent les stances correspondant à un certain nombre de postures travaillées dans le cadre des exercices dynamiques. Ces stances constituent un fil rouge autour duquel s'articulent des mouvements, en proposant au "samazen" (praticien de ces mouvements) une réflexion claire sur des qualités nobles à acquérir pour élever et ordonner tout ce qui remonte des profondeurs de l'inconscient et le libérer de ses conditionnements, de ses mécanismes et de sa matérialité ; il s'agit donc avant tout d'un travail d'harmonisation et de libération.

CHAPITRE I

ORIGINE DE DERVISH EXTASIS

La recherche de l'immortalité : n'est-ce pas là un vieux rêve de l'humanité ? Les philosophes en ont fait le thème de leurs réflexions ; les religions la promettent pour après la mort ; les taoïstes pratiquent des exercices de longévité ; les alchimistes préparent l'élixir de longue vie ; les scientifiques, tout en la niant, essaient de congeler des corps pour les ressusciter un jour. Où est la vérité ? Quelle est la part de la réalité et celle de la légende ?

Je vais vous raconter comment la recherche de l'immortalité a donné naissance à la pratique de *Dervish Extasis*.

Au cours de l'un de mes voyages au Kafiristan, j'ai rencontré le *Pir Kejttep Ançari*. Il était le maître spirituel, le Scheikh, d'une confrérie de derviches dont on dit qu'ils sont les descendants des mages d'Orient. Trois d'entre eux ont suivi l'étoile jusqu'à la crèche de *Bethléem*. Médecins et prêtres, guérisseurs et magiciens, ils utilisaient pour guérir la transe et l'hypnose, les plantes et les poisons, les exercices physiques *(Dervish Extasis)* et respiratoires... Quelques-uns vivent encore : leurs secrets, jalousement gardés, se sont transmis dans leur confrérie, de maître à élève et d'âme à âme. Leurs connaissances et leurs pratiques sont comme les vestiges de cette médecine qui, durant le Moyen Âge, avait fleuri dans les grandes universités arabes du Moyen-Orient à l'Occident, de Gondichapur à Tolède... Ces derviches sont appelés *"Sarmans"* ; on dit qu'ils sont des *Maîtres du Temps* et qu'ils connaissent les secrets de l'immortalité... Au cours de mon séjour auprès du *Pir Kejttep Ançari*, celui-ci m'enseignera entre autres choses les techniques de guérison des derviches. J'étais le premier et resterai le seul occidental à recevoir l'Initiation par lui. Il me transmit la *Baraka (la force des Maîtres)* afin qu'à mon tour je la transmette à l'Occident. Lorsqu'il m'en parla pour la première fois, je me rappelai les paroles d'un autre grand sage appartenant à la tradition du bouddhisme tibétain, *Padmasambhava* : « *Quand les oiseaux de fer voleront, le Dharma ira en Occident* ». La prophétie est aujourd'hui en train de se réaliser.

Accueilli dans le monastère où le vieux *Maître* s'était retiré pour enseigner au milieu de disciples sévèrement sélectionnés et dans le plus grand secret, je commençai un apprentissage considéré comme le plus ésotérique. Dans d'autres livres, je transmets certaines techniques derviches telles qu'elles m'ont été transmises par mon Maître et telles qu'il m'a autorisé à les révéler (*"les Paroles qui guérissent"*, *"Les Musiques qui guérissent"*, *"Les Parfums qui guérissent"*, *"Les Secrets de guérison des Derviches"*).

Ma formation fut celle de l'esprit, du cœur et du corps. Un entraînement extrêmement rigoureux devait conduire les étudiants présents à une maîtrise parfaite des différentes parties de leur être : intellectuelle, émotionnelle et physiques. Ces exercices mènent à la maîtrise des pensées, à une purification des sentiments et des émotions et enfin, comme dans les formes d'un yoga physique, à une utilisation consciente des fonctions liées aux centres physiques (énergie sexuelle pour le centre sexuel ; respiration, circulation sanguine, assimilation des aliments, glandes hormonales pour le centre instinctif ; mouvements et attitudes extérieures pour le centre moteur). Le but de cet entraînement occulte était de transformer l'homme ordinaire en "homme parfait" selon le mot de la *Tradition*.

Les études théoriques et pratiques étaient suivies d'épreuves – on dirait aujourd'hui des tests ou des examens – qui révèlent le niveau atteint par l'élève. Selon la *Tradition*, il faut 33 années (4 fois 8, plus 1 an) pour arriver à cet état et à la maîtrise parfaite de *"l'art de l'immortalité"* du corps et de l'âme. Les *Hakims* – c'est ainsi qu'on nomme ces médecins du corps et de l'âme – m'ont immédiatement fait penser aux confréries d'Esséniens, ces guérisseurs de l'époque de *Jésus de Nazareth*.

La nuit du jeudi au vendredi, le monastère accueillait plusieurs dizaines de malades qui venaient, pour certains, de pays très lointains : pendant mes séjours, j'ai vu défiler à côté des paysans du Kafiristan, des princes hindous, des hommes politiques chinois ou russes, des imams et des dignitaires iraniens, un magnat du pétrole saoudien, etc. Tous étaient atteints de maladies qu'on disait incurables.

Le *"Pir Hakim"* – *Pir* signifiant vieux : à cette époque, en Orient, la vieillesse était encore synonyme de Sagesse –, le *Maître* dont j'étais devenu le disciple était entouré de neuf autres thérapeutes et recevait d'abord les malades dans une grande salle toute blanche, éclairée par des lampes à huile qui illuminaient le lieu d'une douce et paisible lumière. Sur le sol était dessinée cette figure particulière que les initiés appellent *"le signe de Dieu sur Terre"*, *l'ennéagramme*. A chaque angle, l'un des neuf *Hakims* se tenait debout. Le *Maître* était assis sur une peau de mouton blanc, au milieu du triangle

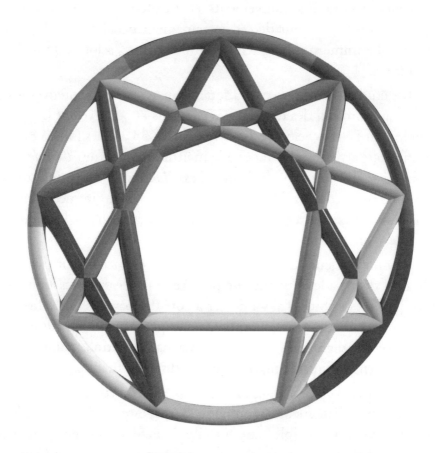

— L'Ennéagramme —

Le symbole de la création des Soufis

central. C'est auprès de lui qu'un assistant conduisait d'abord chaque malade. Après l'avoir salué avec le plus grand respect et avoir déposé son don à ses pieds, le patient s'asseyait sur ses talons, face au *Maître* qui prenait ses mains entre ses mains pour ensuite lui souffler sur le front selon un rituel millénaire appelé *"Tcheff-Hu-Hakim" (le souffle du médecin de Dieu)*. Puis il lui murmurait à l'oreille les quelques paroles qui devaient le guérir. Le patient était ensuite relevé et conduit vers l'un des neuf autres *Hakims* que lui désignait le *Maître*. Le *Hakim* répétait alors les mêmes gestes que celui-ci, puis chantait les *paroles de guérison* avec le malade jusqu'à ce qu'il fut assuré que celui-ci les avait bien mémorisées. Puis il lui montrait un ou plusieurs mouvements de *Dervish Extasis* qu'il devait pratiquer après être revenu chez lui afin d'entretenir sa santé. Le patient était ensuite conduit auprès du mur circulaire où il s'asseyait en continuant à psalmodier les *paroles* qu'il avait reçues. Les malades grabataires étaient portés auprès du *Maître* par les assistants, puis étaient allongés près des mêmes murs. C'est ainsi que la salle se remplissait du murmure des multiples mélodies qui jamais ne devenaient cacophonie comme on aurait pu le craindre ; au contraire, plus la nuit avançait, plus mon impression d'une immense présence, d'une immense force sereine devenait forte. C'était comme si tout devenait à la fois plus pur, plus calme et plus dense : l'air, la lumière, les mélopées, et même le temps qui passait !

De nombreux patients finissaient par s'endormir mais les *Hakims*, une fois que tous les malades étaient assis ou allongés le long des murs, continuaient à réciter et à chanter les *stances sacrées* et à pratiquer *Dervish Extasis*, et cela jusqu'au lever du jour. C'est alors que les malades qui, sans exception, avaient fini par s'endormir, étaient réveillés par les *Hakims*. Ils leur touchaient l'épaule en leur murmurant quelques mots à l'oreille : la plupart d'entre eux semblaient sortir du sommeil le plus profond, et j'avais chaque fois, quant à moi, l'impression d'être dans un de ces *temples du sommeil et de la guérison* de l'antiquité grecque comme si j'avais reculé dans le temps.

Tous les malades étaient calmes, et voir se lever même les grabataires semblait normal, alors que c'était une chose extraordinaire ! Une joie sereine et une gratitude profonde illuminaient tous les visages. Tous n'étaient pas toujours, ni complètement guéris, mais chacun semblait avoir été visité par un ange au cours de la nuit : un ange qui, pour le moins, lui avait fait don de la joie de vivre, et peut-être était-ce pour ceux qui n'avaient pas encore été guéris, le début du processus de guérison qui prendrait encore plusieurs jours ou plusieurs mois. C'est en tout cas ce que m'expliquait mon *Maître*.

Les assistants venaient ensuite chercher les malades pour les diriger vers une autre pièce où on leur servait un repas avant de les reconduire aux portes du monastère, non sans leur avoir donné les avertissements de coutume : ne jamais et sous aucun prétexte parler des méthodes utilisées par les *Hakims*, sous peine de voir immédiatement revenir leur maladie qui, cette fois, s'avérerait définitivement incurable. On leur expliquait également que les forces de guérison – la *Baraka* – qui leur avaient été transmises poursuivraient leur action pendant plusieurs jours et que par elles, ils étaient reliés au *Maître* vivant, *Pir Kejttep Ançari*, au *Maître* de celui-ci, au *Maître* de son *Maître* et par eux, à la *chaîne* de tous les *Maîtres (Silsila)* jusqu'à l'*Adam* du début des temps et ainsi, par *Adam*, à *Dieu* lui-même.

Malgré ces indications, aucune recommandation religieuse n'était faite au malade ; on ne lui demandait même pas d'être croyant ; cela contrairement aux nombreuses techniques de guérison religieuse ou spirituelle qui exigent la conversion comme prix de la santé : ici aucune propagande.

Mon *Maître*, peu avant mon départ du monastère, me dit : « Transcris et traduis peu à peu ces chants et les paroles que je murmure à l'oreille des malades et qu'ils chantent eux-mêmes ensuite ; tu les feras chanter par l'une de tes élèves que tu initieras toi-même à leur compréhension. Enseigne toi-même les mouvements et les danses de *Dervish Extasis*. Tu observeras, comme je te l'ai enseigné, les effets de ces pratiques sur le corps, sur le cœur et sur l'esprit ; tu observeras surtout leur effet sur l'âme et l'essence spirituelle des hommes. Tu comprendras que chacune de ces stances, chacun de ces mouvements est un médicament. Pour certaines maladies, ils seront plus efficaces que les plantes médicinales et que les remèdes minéraux, plus efficaces même que la plupart des remèdes inventés par les hommes. Sache que ceux qui écouteront ou chanteront ces stances, ceux qui regarderont ou pratiqueront ces mouvements, ceux surtout qui les comprendront et les aimeront, feront un grand pas vers la santé et l'*immortalité*. »

Le *Monastère de l'Immortalité des Sarmans*, dont on dit qu'il existe depuis le début des temps, est entouré de bien des légendes mystérieuses.

On raconte, par exemple, que ne peuvent le trouver que les hommes et les femmes dont le cœur est pur et l'intention bonne. Pour les autres il est totalement introuvable, même s'ils en avaient la carte. On dit qu'au cours de chaque période de neuf ans, il disparaît deux fois avec tous ses habitants, et cela pour une période de deux ans, pour ressurgir à nouveau comme sorti du néant, ou plutôt d'un autre monde, selon un principe qu'on appelle : la loi de l'octave.

Sans trahir les secrets qui m'ont été dévoilés et que je ne peux révéler qu'à ceux qui suivent un *Chemin Initiatique*, il m'est cependant permis de raconter ce que j'ai vu lors de ma première visite au *Monastère de l'Immortalité*.

C'était ma toute première visite à cet homme dont on disait qu'il était l'un des Maîtres de Sagesse vivant. Je passe sous silence tous les obstacles qu'il m'a fallu franchir pour arriver au pied de la montagne, au sein de laquelle se trouvait le Monastère. Devant le porche : une cloche dont je tire la chaînette. Après quelques instants, la porte s'ouvre sur un homme jeune, la trentaine, d'une rare beauté : est-ce un serviteur ou un prince, je ne saurais le dire. Après que je me sois présenté, il me conduit le long de plusieurs longs couloirs à ma chambre, me proposant de me rafraîchir et de me reposer. Quelques fruits sont posés sur la table ainsi qu'une théière fumante et un verre. Une heure s'est à peine écoulée lorsqu'il revient, pour me faire visiter tout ce que je dois connaître de l'endroit. Le style est moyenâgeux : murs de pierre de taille, nombreuses boiseries et tapis d'Orient. Toutes les pièces dégagent une atmosphère mystérieuse et pourtant chaleureuse et accueillante. Au cours de la visite, nous rencontrons diverses personnes dont aucune ne m'est présentée, mais toutes nous saluent avec un sourire. C'est cette même impression de distinction distante, pourtant chaleureuse et accueillante, que me fait mon guide. Celui-ci finit par me conduire dans une autre aile du bâtiment dans laquelle il n'y a plus d'appartement ni de chambre privé. Il me précise que nous allons passer dans les salles d'étude et de travail. La première que nous visitons est celle que j'ai décrite précédemment, la salle de réception des malades : vide. Ensuite, après avoir ouvert de lourdes portes, j'entends, venant du fond du couloir, des musiques et des chants, ou plutôt des paroles déclamées, et plus nous nous approchons de la salle suivante, plus la musique devient forte. Encore une grande salle : une douzaine de musiciens sont assis en cercle jouant des mélodies que je ne peux ranger dans aucune catégorie qui me soit connue : ni orientale, ni occidentale (cf CD *"Musiques soufies d'Orient et d'Occident"* aux Editions de la Lumière). Mais l'impression est si forte que la première mélodie que j'entends ce jour-là résonne encore aujourd'hui dans ma mémoire... Nous traversons la salle sans que les musiciens prêtent la moindre attention à notre passage.

Dans les salles suivantes, une douzaine de personnes pratiquent le *Dervish Extasis*, *mouvements* et *danses* si particuliers comme je n'en ai jamais vu. Plus tard, mes instructeurs m'enseigneront *Dervish Extasis*, avec ces *mouvements*, en réalité des *gymnastiques thérapeutiques*, et ces *danses sacrées* ainsi que les nombreuses musiques.

D'autres salles encore sont occupées par des calligraphes, des peintres et des sculpteurs : tous travaillent dans le plus grand calme. Nous passons encore dans deux pièces qui ressemblent davantage à des laboratoires de chimistes, ou plutôt d'alchimistes du Moyen Âge, avec fioles et éprouvettes et de nombreux bocaux semblant contenir des plantes et toutes sortes de liquides (cf *"Les Parfums qui guérissent"*).

Finalement nous arrivons devant une grande porte donnant sur un jardin intérieur au milieu duquel se trouve une fontaine. Mon guide, dont j'ignore toujours le nom, me dit : « Le *Maître* vous recevra en début de soirée. D'ici-là, vous êtes libre d'aller et de venir dans la maison, de vous reposer ou d'assister aux activités diverses qui se déroulent dans les salles d'étude et de travail. Si vous avez besoin de moi, vous me trouverez ». Puis, avec un dernier sourire, toujours aussi énigmatique, il me laisse seul devant la fontaine. Le bruit de l'eau me rappelle les mots de Zarathoustra : « Et mon âme aussi est une fontaine jaillissante ». Oui, je ne suis là que depuis quelques heures et mon âme est déjà comme emplie d'impressions les unes plus riches que les autres... Sont-ce les activités que j'ai entr'aperçues ou l'atmosphère si particulière du *Monastère* ? Tout ici semble à la fois si simple et pourtant empreint de sacré... C'est pour moi un sentiment tout à la fois de nouveau et de familier... comme si je connaissais déjà ce lieu, ces gens, ces activités... comme si un vieux souvenir s'éveillait dans ma mémoire : pourtant, je suis ici pour la première fois de ma vie – ne devrais-je pas plutôt écrire de *"cette"* vie ?

Mon guide vient me chercher pour me conduire hors de l'enceinte du *Monastère*, par un petit chemin d'une trentaine de mètres vers une maison apparemment en ruines : une des pièces est habitable, et c'est là que demeure le *Maître*.

Nous faisons le tour de la petite bâtisse, et je vois à quelque distance de là une silhouette tout de blanc vêtue. C'est le *Pir Kejttep Ançari*.

Nous nous approchons de lui, ou plutôt j'ai l'impression d'avancer avec mon guide à mes côtés, alors qu'en réalité, avec la plus grande discrétion et sans que je m'en aperçoive, il s'est retiré, et je me retrouve soudain seul, face au *Maître*. Un turban cache ses cheveux blancs. Le sourire sur ses lèvres, au milieu de sa longue barbe blanche, me fait reconnaître un de ces hommes dont tout l'être rayonne la beauté et l'amour. Malgré son grand âge – on dit de lui qu'il a plus de 144 ans – son front est lisse, et ses yeux si clairs, malgré la couleur sombre de l'iris, semblent être ceux d'un aigle qui voit la vérité au plus profond de votre être. Ce regard qui reflète la compréhension et l'intelligence, allié au sourire accueillant, me rassure complètement : *un homme comme celui-ci sait ce qu'il fait...* et il m'accueille dans sa demeure !... Ses premières paroles sont pour m'inviter à me promener dans la forêt à ses côtés. Le *Monastère* est bâti en contrebas de la forêt, et à peine avons-nous fait quelques 300 mètres qu'un tigre apparaît sur le chemin. Je sens la peur et même l'effroi naître en moi. Le *Maître* me prend fermement la main : je sens immédiatement le plus grand calme m'envahir. Le tigre s'approche de quelques pas, tranquille, puis disparaît tout aussi tranquillement dans les buissons. Le *Pir Kejttep Ançari* me dit : « Lui et moi sommes absolument sans peur, c'est pourquoi chacun de nous peut se promener tranquillement dans la forêt ». Ce ne sera que bien plus tard que je comprendrai cet événement dont je ne sais toujours pas si je l'ai vécu ou seulement rêvé !

Notre conversation dure une heure, et je pars de chez lui avec la certitude d'avoir rencontré, non seulement un homme *remarquable*, mais aussi un homme qui incarne dans sa vie de tous les jours les connaissances spirituelles les plus élevées, un homme qui puise à la source de la *Connaissance* et de l'*Etre*, de la *Sagesse* et de la *Vie*.

Mais on raconte une légende encore plus extraordinaire à propos du *Pir Kejttep Ançari*. On prétend qu'il est *Kidhr*, celui que les mystiques de toutes les religions présentent comme l'*homme éternel*. On dit de *Kidhr* qu'il est le prophète *Elie* à l'origine de toutes les spiritualités et de tous les ésotérismes. C'est lui qui aurait initié *Mahomet* et *Moïse* avant même que ce dernier ne gravisse le Mont Sinaï. Considéré comme le *Maître caché*, il se révèle de façon individuelle à chaque *chercheur spirituel* au cours de son *chemin initiatique*. Certains disent qu'il est toujours incarné et que chaque chercheur le rencontre au moins une fois au cours de sa vie.

Les nomades du désert racontent son histoire merveilleuse. Pour eux, il est non seulement le patron des voyageurs, des voleurs et des commerçants, mais il incarne surtout la providence divine. Celui qui le rencontre ne doit jamais lui poser de question. Il doit se soumettre à ses conseils, quelqu'extravagants qu'ils puissent paraître, car *Kidhr* indique toujours le *chemin de la Vérité* sous des apparences parfois absurdes ; puis, il disparaît une fois le service rendu.

Selon certains, il serait le propre fils d'*Adam* et il aurait sauvé le cadavre de son père du *déluge*. Il serait né dans une grotte. Parfois on le confond avec *Saint Georges* ou l'*archange Michaël* terrassant le dragon. Il serait aussi l'*Hermès Trismégiste* des alchimistes. On dit qu'il a atteint la *source de la vie*, qu'il en a bu et qu'il s'y est baigné, devenant ainsi *immortel*.

Légende ou réalité ?...

En ce qui concerne l'histoire plus traditionnelle de ces mouvements et de ces danses, on raconte que *Kidhr* avait demandé à *Hadj Bektash Vali* (le fondateur de la confrérie des Derviches Bektashi) de les enseigner à *Mevlana Jalalûdin Rumi* (Maître de la confrérie soufie des Mevlevi, plus connue sous le nom des Derviches Tourneurs dont la plus importante Tariqa se trouve à Konya). *Bektash,* pour suivre la directive de *Kidhr,* a envoyé l'un de ses Derviches, *Cham de Tabriz,* initier *Rumi.* Depuis la mort de *Rumi,* ses élèves transmettent une partie de *Dervish Extasis* dans le cadre de leurs écoles. Il s'agit essentiellement de la partie "Sama, danse tournoyante" qui représente symboliquement le mouvement des planètes autour du soleil. Il existe entre l'Afghanistan et l'Iran un certain nombre de confréries de Derviches pratiquant ces méthodes.

Voilà tout ce qu'il m'est permis de raconter publiquement.

CHAPITRE II

CONNAISSANCE DE SOI
ET HARMONISATION

Dervish Extasis est une manière de comprendre l'être humain. Les mouvements de *Dervish Extasis* permettent de mobiliser dans l'être certaines forces, certaines énergies qui lui permettront de mieux se comprendre lui-même, de mieux vivre dans son propre corps et en harmonie avec les autres et le monde.

Les forces que *Dervish Extasis* réveille en nous, nous pouvons les introduire dans notre vie quotidienne. Plus nous en disposons, plus notre vie sera l'expression de l'harmonie de ces forces. En effet, la pratique de *Dervish Extasis* nous conduit à la résolution de nos problèmes physiques et psychologiques en nous permettant de découvrir une réelle joie de vivre.

L'esprit, le cœur et le corps sont interactifs dans l'être humain : cela signifie que chacune de ces parties reflète ce qui se passe dans l'autre. La maladie du corps physique par exemple se répercute sur le moral ainsi que sur la mémoire ou sur la force de concentration ;

les troubles affectifs ont une répercussion sur le corps physique... Corps, cœur (ou âme) et esprit sont maintenus en état d'harmonie par cette énergie, par cette force qui se manifeste au cours de la pratique de *Dervish Extasis*. Cette énergie est la force de la vie ou force éthérique.

Plus nous possédons de cette force de vie, plus nous avons de vitalité du corps, du cœur et de l'esprit. La vitalité est caractérisée par la mobilité, par la faculté d'adaptation, et son contraire est la rigidité qui peut se manifester dans le corps (tensions musculaires, sclérose des artères), dans l'âme (peur ou angoisse, insensibilité) et dans l'esprit (sclérose cérébrale, fanatisme...). Le manque de vitalité, le manque de forces vitales provoque la rigidité, comme la rigidité cadavérique dans laquelle il n'y a pas de vie du tout ; mais inversement, la rigidité provoque aussi l'usure, l'épuisement de l'énergie vitale ; ainsi, les tensions physiques, musculaires, et les tensions psychologiques ou spirituelles s'inscrivent jusque dans le corps physique sous forme de tensions musculaires qui peuvent nous conduire à des attitudes comme des tics ou des postures physiques anormales : les épaules relevées, les fesses serrées ou le dos voûté qui finissent par perturber la santé. L'énergie est bloquée dans ces attitudes et nous perdons notre vitalité, notre joie de vivre, mais en même temps nous nous limitons dans l'expression de nous-mêmes par ces attitudes tendues et coincées.

Les exercices de *Dervish Extasis* vont résoudre toutes ces tensions après que nous en ayons pris conscience et ils auront un effet positif sur notre vitalité, notre humeur, notre capacité de travail... ; nous retrouverons le plaisir et la joie de vivre qui conduisent non seulement à l'harmonie spirituelle, mais augmentent aussi notre confiance en nous, transforment en l'améliorant jusqu'à notre apparence et notre silhouette physique.

Mais, pour que tout cela devienne une réalité, il faut absolument y travailler ; les résultats seront les conséquences de l'assiduité, du sérieux et de la qualité du travail accompli. Faire les exercices mécaniquement ne conduit qu'à des résultats médiocres. Vouloir forcer a le même effet. Il faut avancer tranquillement en faisant les choses correctement : porter la plus grande attention à ce que nous faisons ; avoir conscience du moindre geste du corps, de la posture, de la respiration correctes, et avoir l'état d'esprit juste ; alors chacun sera étonné du résultat.

CHAPITRE III

EXERCICES PREPARATOIRES
A LA PRATIQUE

Tous ces mouvements, postures ou exercices ont pour but de vous aider à trouver une position physique qui vous permette de mieux vous centrer, en vous aidant à prendre conscience de certaines parties de votre corps. Ils peuvent se pratiquer avec un grand bénéfice avant *Dervish Extasis* :

- debout : la position fondamentale,
- l'étirement de la joie de vivre,
- debout : le balancement,
- exercices pour le cou,
- l'étirement du cou,
- massages du cou et de la tête,
- mouvement d'arrière en avant,
- rotation,
- exercice énergétique des mains.

Debout : la position fondamentale

* Les pieds sont écartés de 20 cm

* vous vous penchez légèrement en avant pour que le poids de votre corps repose sur la pointe de vos pieds, c'est comme si les talons ne faisaient plus qu'effleurer le sol

* les genoux sont légèrement fléchis

* le bassin légèrement basculé vers l'arrière

* le haut du corps droit

* vous relâchez le ventre

* vous respirez tranquillement en respiration abdominale

* essayez de détendre le ventre et le bas-ventre

* laissez aller

*essayez de ressentir comme vous pouvez vous laisser descendre dans vos pieds

* n'oubliez pas de relâcher vos épaules.

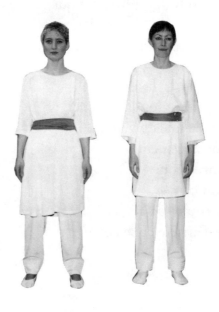

L'étirement de la joie de vivre

* Etirez les bras vers l'avant, vers le haut, sur les côtés puis le bas en gardant les paumes tournées vers l'extérieur
* vous faites tout cela lentement en respirant tranquillement.

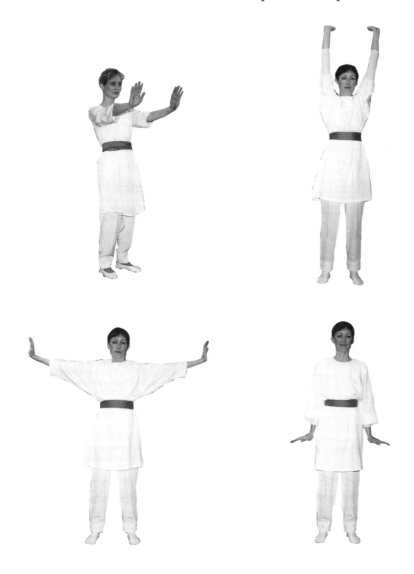

Debout : le balancement

* Vous vous balancez d'avant en arrière sur les pieds
* chaque fois vous soulevez légèrement les talons quand vous basculez vers l'avant, puis vous soulevez les orteils quand vous allez vers l'arrière
* en respirant calmement et profondément
* les genoux sont fléchis
* le ventre et le bas-ventre détendus.

Exercices pour le cou

Tous les exercices pour le cou peuvent être faits en position debout et assise. Ils sont destinés à relâcher les tensions au niveau de la nuque. Il peut arriver, quand on est particulièrement raide, d'éprouver une sensation d'étourdissement ou de vertige pendant l'exercice : il faut alors s'arrêter et attendre.

Il est conseillé de garder les yeux fermés en faisant l'exercice. Ne jamais oublier que la position assise n'est correcte que si le dos est droit et le bassin basculé. En position assise, on veillera à être assis sur les os des fesses et non sur le coccyx.

Etirement du cou

* Placez les mains sur l'arrière de la tête en entrelaçant les doigts
* laissez aller la tête complètement vers l'avant sous le poids des bras qui étire la nuque
* allez-y lentement, doucement et sentez comme le poids de vos bras tire sur la nuque
* vous continuez à respirer profondément et tranquillement

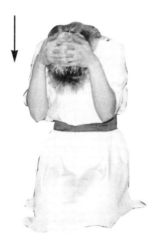

Massages du cou et de la tête

* Vous avez toujours la tête penchée en avant.

* avec vos pouces, vous massez les muscles entre la tête et le cou,

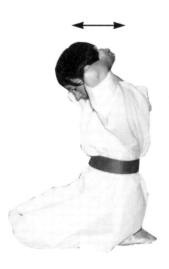

Mouvement d'arrière en avant

* Les bras sont le long du corps
* levez la tête, penchez-la en arrière puis laissez-la retomber vers l'avant en expirant fortement
* faites l'exercice très doucement jusqu'à ce que vous vous sentiez parfaitement bien en le faisant
* soufflez chaque fois que vous laissez retomber la tête vers l'avant.

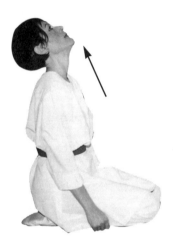

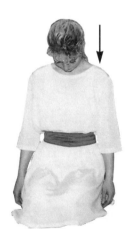

Rotation

* Laissez tomber la tête légèrement en avant
* faites-lui décrire un cercle de gauche à droite, en respirant calmement, lentement
* les yeux sont ouverts, et pendant que vous tournez la tête, vous essayez de prendre conscience de tout ce qui entre dans votre champ de vision. N'oubliez pas de cligner les yeux et de respirer
* trois fois dans un sens, puis trois fois dans l'autre, en continuant à respirer lentement
* laissez tomber vos épaules
* si vous avez de légers étourdissements, arrêtez le mouvement
* si votre cou craque un peu, ne vous inquiétez pas, mais ne forcez jamais. Aucun exercice ne doit être forcé. Le craquement est dû à la détente de la pression entre les surfaces vertébrales.

Exercice énergétique des mains

* Vous joignez les bouts des doigts, vous les écartez et vous les pressez les uns contre les autres sans que les paumes se joignent
* vous tournez les mains vers l'intérieur de façon à ce que les doigts pointent vers la poitrine, en gardant les bouts des doigts joints et sans que les paumes se réunissent
* vous écartez le plus possible les mains de votre poitrine et vous respirez calmement et profondément pendant une minute
* maintenant vous écartez vos mains, vous les détendez et vous les tenez devant vous, vous regardez le bout de vos doigts pendant 30 secondes
* continuez à respirer normalement
* puis, rapprochez vos mains l'une de l'autre, lentement, jusqu'à ce qu'elles soient à 5 cm de distance.

* Prenez conscience de la sensation que vous éprouvez : quand vous les rapprochez, vous ressentez comme une boule d'énergie entre elles. Quand cette énergie est forte, elle peut même rayonner autour des mains et des doigts. Vous pouvez avoir l'impression qu'il y a entre vos mains quelque chose d'à la fois subtil et matériel. Ressentez-le.

* Pour finir l'exercice, étendez les bras et secouez vigoureusement les mains pour les détendre,
* puis tournez les mains en décrivant un cercle :
3 fois vers l'intérieur, 3 fois vers l'extérieur.

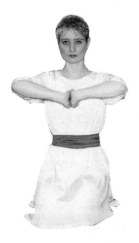

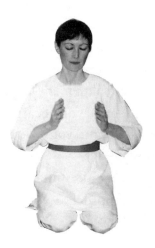

CHAPITRE IV

A – PRESENTATION DE LA METHODE ET MODE D'EMPLOI

Nous vous présentons ici les bases de la pratique de *Dervish Extasis*. Notre méthode vous montrera le lien très étroit entre votre corps, vos émotions et vos pensées. Si vous l'appliquez correctement, elle aura un effet harmonisant sur tout votre être.

Sachez qu'il vous faudra un certain temps pour réaliser parfaitement les postures et les mouvements. En attendant, pratiquez avec douceur et en souplesse : surtout ne forcez jamais.

Au début, vous aurez des difficultés à garder l'équilibre, mais, au fur et à mesure, cela s'améliorera. Plus vous arriverez à faire les mouvements avec lenteur, plus leurs effets seront grands. Plus vous arriverez à vous concentrer sur les postures et les gestes, ainsi que sur une respiration naturelle, plus vous progresserez.

L'idée de base de la technique de *Dervish Extasis* est qu'il existe un lien très étroit entre le corps, les émotions et la pensée : une action harmonieuse sur l'un entraîne un effet du même type sur les autres.

Ainsi ce qui se passe dans le psychisme, même inconsciemment, se reflète dans le corps physique et inversement. Lorsque l'être humain, grâce à notre méthode devient conscient de son corps, "travaille" sur lui, alors il entre dans une relation toute nouvelle avec les parties plus profondes de son être. Grâce à ces exercices simples, qu'il est possible de réaliser chez soi ou en petit groupe, il vous est possible de commencer un véritable travail d'harmonisation.

Quelques mots-clés à ne jamais oublier : méditation, relaxation, souplesse, détente, santé, bien-être, forme, joie.

Indications techniques et pratiques

Les exercices de *Dervish Extasis* sont faits en douceur mais avec fermeté. Pendant le mouvement, le Samazen (le praticien de *Dervish Extasis*) essaie de conserver un rythme respiratoire harmonieux tout en étant concentré sur un certain nombre de pensées positives qu'il aura choisies auparavant. Douceur et force, conscience et présence à ce qu'on fait, s'allient harmonieusement aux exercices. Les différents mouvements et les différentes postures permettent de fortifier les muscles, les tendons et les articulations. Les épaules, les jambes, les bras, les mains, les doigts, la colonne vertébrale sont étirés et assouplis au fur et à mesure de la pratique. Une certaine tension est créée puis maintenue et finalement dissoute au cours du mouvement. Même si au début il est difficile de garder une respiration harmonieuse, petit à petit celle-ci se mettra en place, tout à fait naturellement.

L'alternance entre la tension et le relâchement fortifie non seulement les membres mais masse l'ensemble des vaisseaux, améliorant ainsi d'une part la circulation sanguine et lymphatique, et d'autre part le flux des énergies physiques et psychiques. Avec l'harmonisation de la respiration et son approfondissement, on remarquera une agréable sensation de chaleur qui gagne tout le corps. Plus on arrivera à être concentré, rassemblé, centré en soi, plus les énergies intérieures circuleront harmonieusement et plus on attirera les énergies extérieures.

Les effets positifs de la pratique de Dervish Extasis

Notre longue expérience de *Dervish Extasis* nous a convaincu des effets positifs suivants :

a) Effets généraux
— Effets harmonisants, fortifiants, énergétisants.
— La confiance en soi s'améliore en même temps que la santé, conduisant vers une forme d'autonomie plus grande dans la vie.
— Equilibre général entre le physique, l'émotionnel et l'intellectuel.

b) Effets physiques et émotionnels
— Articulations, muscles, tendons et os sont fortifiés.
— Amélioration de la circulation du sang et de la circulation lymphatique.
— Amélioration des postures physiques debout, assis, couché.
— Diminution du tissu graisseux.
— Meilleure respiration pulmonaire et cellulaire.
— Harmonisation du système nerveux central, du système neurovégétatif, des systèmes sympathique et parasympathique.
— Amélioration du fonctionnement de tous les organes.
— Les gestes, les mouvements, les déplacements deviennent plus harmonieux.
— Meilleure résistance au stress en tous genres.
— Stimulation du système défensif et immunologique.

– Amélioration des maladies aiguës et des maladies chroniques.
– Sensation plus grande de bien-être, de vitalité et de joie de vivre.

c) Effets énergétiques
– Déblocage des nœuds empêchant la circulation hamonieuse des énergies dans le corps humain, en particulier dans les organes et les méridiens.
– Sensation de mobilisation de l'énergie et de son hamonisation.

d) Effets intellectuels et spirituels
– Calme et clarté de l'esprit.
– Rapidité et légèreté de la pensée.
– Amélioration de la faculté de concentration et de la mémoire.
– Développement naturel de l'autodiscipline et de la volonté.

e) Effets spécifiques de certains mouvements sur les différentes maladies
– Maladies du système cardio-vasculaire.
– Maladies du système cutané.
– Maladies du système digestif.
– Maladies du système locomoteur.
– Maladies du système nerveux et psychologique.
– Maladies du système respiratoire – O.R.L.
– Maladies du système uro-génital et sexuel.
– Maladies du système défensif et immunologique.

Quelques avantages de la pratique de Dervish Extasis
– L'apprentissage de la méthode est simple et facile car progressive, chacun pouvant l'adapter à son niveau de compréhension et à ses possibilités physiques.

– Sensation de vitalité physique, de chaleur intérieure et de clarté intellectuelle.

– Lorsque les exercices sont pratiqués conformément aux principes de la méthode, ils n'ont que des effets positifs et aucun effet secondaire. C'est pourquoi ils peuvent être pratiqués à n'importe quel âge, sauf pour certains exercices spécifiques qui relèvent de la compétence de l'instructeur. Il est possible d'adapter pratiquement tous les exercices à l'âge et à l'état de santé.

On peut pratiquer en faisant simplement un choix d'exercices en fonction des préférences ou des effets recherchés sur l'état de santé. Il est possible de s'exercer pendant quelques minutes ou bien pendant une demi-heure, une heure ou même plus longtemps lorsqu'on le désire. La pratique de *Dervish Extasis* ne nécessite pas beaucoup d'espace : on peut s'exercer aussi bien à l'extérieur en plein air que dans une grande salle ou encore chez soi dans une petite pièce. Vous pouvez même le pratiquer pendant la pause sur votre lieu de travail. Vous constaterez que vous vous sentirez vitalisé, avec un regain de forme, et en même temps le stress se réduira très notablement. Un conseil : il vaut mieux pratiquer plusieurs fois pendant quelques minutes au courant de la journée que d'essayer de réaliser des exploits sportifs en fin de semaine. L'idéal étant toutefois de consacrer entre dix et vingt minutes à chaque séance.

B – TRAITEMENT D'APPOINT DES TROUBLES ET DES MALADIES

Indications pratiques

Les indications spécifiques suivantes sont à appliquer dans le cadre du traitement des troubles cités dans les pages ci-après :

– Pratiquer trois fois par jour pendant 5 mn les mouvements spécifiques en partant toujours des postures de départ 02 et 01 (cf page 46) et en finissant par elles (01et 02).

– Plus vous bougerez au ralenti, avec douceur et lenteur, en partant des positions de départ 02 et 01, meilleurs seront les résultats.

– Restez ensuite entre 10 et 30 secondes dans les postures.

– Revenez au ralenti aux postures de départ 01 – 02.

– Il est conseillé pendant la pratique de ces mouvements de se répéter intérieurement un texte que l'on connaît par cœur et qu'on aime : pour les gens religieux une prière, pour les autres une stance (voir "*Le Chant de l'Eternité*" de S. Aïssel aux Editions de la Lumière) ou une poésie.

– La pratique des mouvements, malgré son efficacité, ne remplace pas la consultation d'un thérapeute compétent.

67 - Recevoir la Force

Ô Fils de la Terre
Je veux t'enseigner
A recevoir la Force

Elle est la résolution
De tous les problèmes
Elle est le Chemin
Qui mène à l'Immortalité

Sache pourtant
Qu'elle vient à celui
Qui tel l'assoiffé
A l'agonie dans le désert
N'a plus qu'un seul désir

Elle est l'eau qui jaillit
De la source de l'Eternité

(Extrait du livre
"Le Chant de l'Eternité"
de S. Aïssel)

65 - La Guérison

Ô Fils de la Terre
Je veux t'enseigner
La Guérison

Celle du corps
Qui fait danser les paralytiques
Et chanter les muets
Celle de l'âme
Qui purifie les dévoyés
Et rend joyeux les attristés

Elle est cette force qui s'écoule
De ton cœur vers tes mains

(Extrait du livre
"Le Chant de l'Eternité"
de S. Aïssel)

Début et fin des séances

Pour commencer

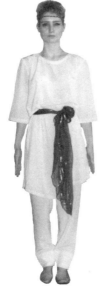

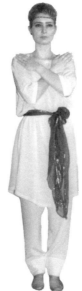

02 - Posture de repos   01 - Posture de départ

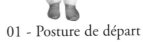

Pour finir

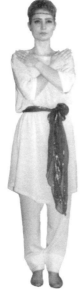

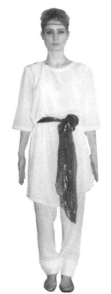

01 - Posture de fin   02 - Posture de repos

– I –

SYSTÈME CARDIO-VASCULAIRE

(CŒUR ET CIRCULATION)

SYSTÈME CARDIO-VASCULAIRE

– A –

Liste non exhaustive des maladies

Acrocyanose et maladie de Raynaud
Angine de poitrine
Artérite/Artériosclérose
Cardiopathies
Hypertension artérielle
Hypotension artérielle
Hémorroïdes
Infarctus du myocarde
Lymphangite/Adénites
Palpitations
Phlébite
Varices
Ulcères variqueux

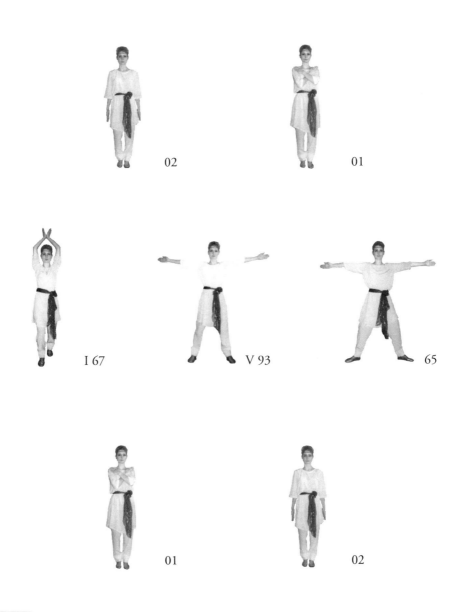

02

01

I 67

V 93

65

01

02

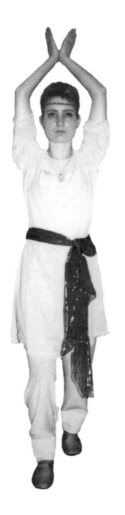

I 67

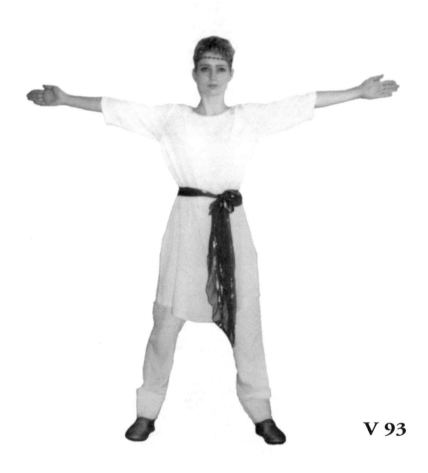

V 93

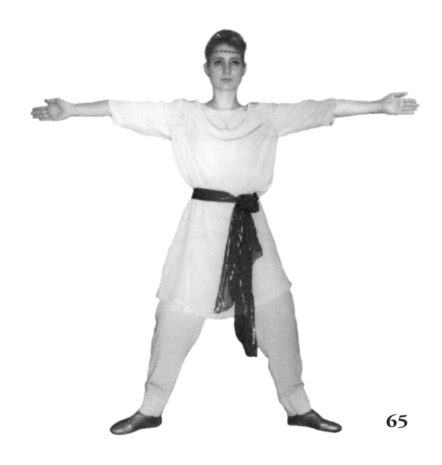

65

– II –

SYSTÈME
CUTANÉ

(PEAU, MUQUEUSES, CHEVEUX)

Musiques Soufies d'Orient et d'Occident

par les Amis de Selim Aïssel

"Viens, viens, qui que tu sois,
infidèle, religieux ou païen, peu importe.
Notre caravane n'est pas celle du désespoir,
viens, même si tu as rompu
mille fois tes promesses.
Viens, viens quand même, viens". Mevlana RUMI

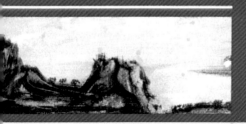

Editions de la Lumière

102, rue de la Gare

57800 Béning-lès-Saint-Avold

Tél. : 03.87.04.47.72 - Fax : 03.87.04.12.35

Prix :	
* 1 CD "Musiques Soufies d'Orient et d'Occident "	: 138,00
Le deuxième CD à offrir	: 100,00
Prix de chaque CD supplémentaire	: 100,00
* CD "Le Chant de l'Eternité"	: 138,00
* Cadeau : Pour l'achat de 3 CD, 1 CD *"L'Immortelle"*	: gratui

Bon de commande à renvoyer, accompagné d'un chèque pour le règlement, aux **Editions de la Lumière** (cf. adresse ci-dessus)

Veuillez me faire parvenir, à l'adresse ci-dessous :

* 1 CD "Musiques Soufies d'Orient et d'Occident" à 138,00 FF = 138,00 FF
* .... CD "Musiques Soufies d'Orient et d'Occident" à 100,00 FF = _____ FF
* .... CD "Le Chant de l'Eternité" à 138,00 FF = _____ FF
* je commande 3 CD, je reçois en cadeau le CD "L'Immortelle" = gratuit
* Frais d'envoi = 22,00 FF

Total = _____ FF

Nom : .... Prénom : .... Tél. : ....

Adresse : ....

....

Date : .... Signature :

SYSTÈME
CUTANÉ

– A –

Liste non exhaustive des maladies

Abcès
Acné
Alopécie
Eczéma
Erythème
Furonculose
Herpès
Impétigo
Mycose
Pelade
Prurit
Psoriasis
Sueur/Transpiration
Urticaire
Verrues
Vitiligo
Zona

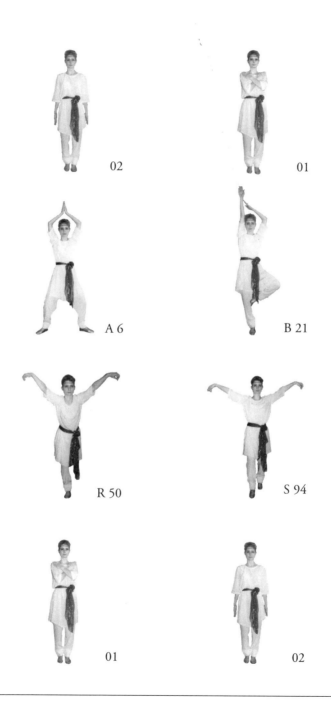

02

01

A 6

B 21

R 50

S 94

01

02

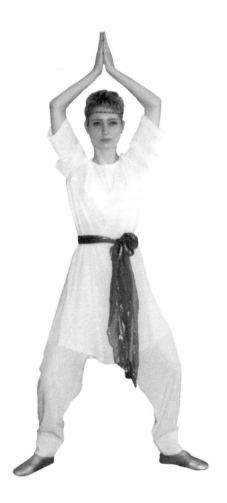

A 6

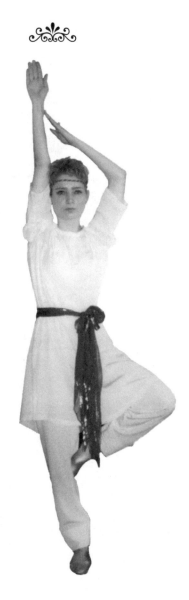

B 21

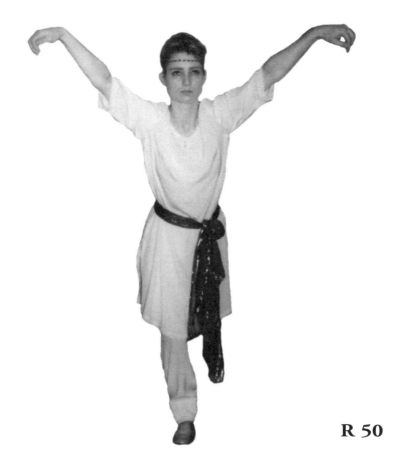

R 50

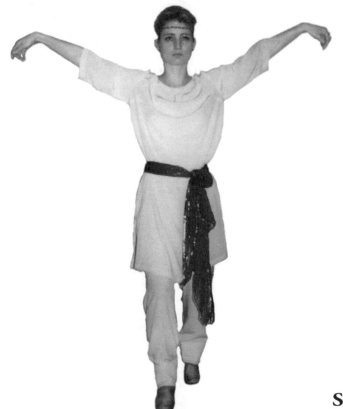

S 94

— III —

SYSTÈME

DIGESTIF

(ESTOMAC, FOIE, BOUCHE, VÉSICULE BILIAIRE, INTESTINS, PANCRÉAS)

SYSTÈME DIGESTIF

– A –

Liste non exhaustive des maladies

Bouche et estomac/Aérophagie
Aigreur d'estomac/Acidité gastrique
Boulimie
Embarras gastrique
Gastrite
Flatulences/Ballonnements
Ulcère gastro-duodénal
Vomissements/Nausées
Appendicite
Constipation
Diarrhée
Entéro-colite/Dysenterie
Hémorroïdes
Vers intestinaux
Acétone
Cholécystite
Congestion hépatique
Diabète simple ou gras
Dyskinésie biliaire
Insuffisance hépato-biliaire
Jaunisse/Hépatite
Lithiase biliaire

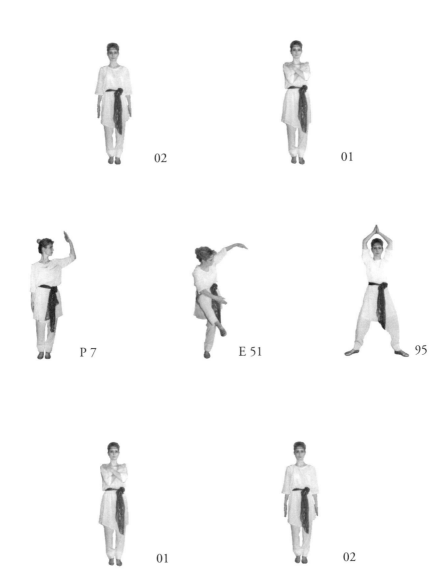

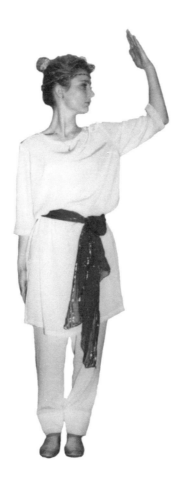

P 7

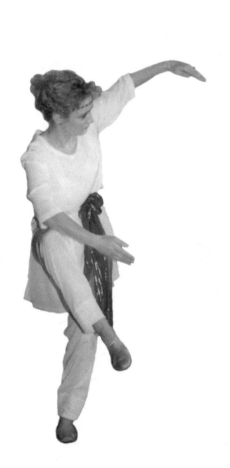
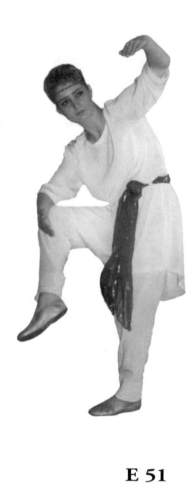

E 51

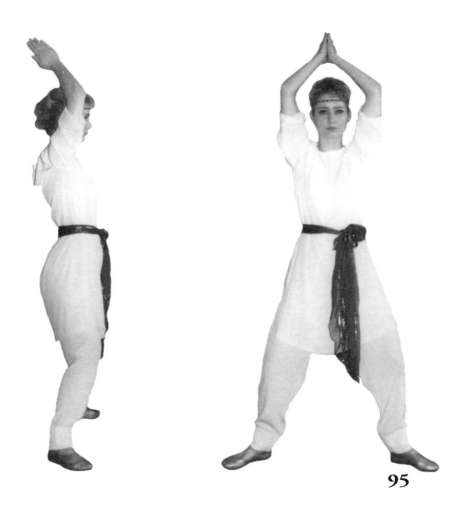

95

– IV –

SYSTÈME LOCOMOTEUR

(MUSCLES, TENDONS, ARTICULATIONS, VERTÈBRES, OS)

SYSTÈME LOCOMOTEUR

– A –

Liste non exhaustive des maladies

Arthrite/Polyarthrite
Arthrose
Décalcification ou déminéralisation
Entorse ou luxation
Goutte
Lumbago
Ostéoporose
Rhumatismes inflammatoires
Sciatique
Torticolis
Troubles de croissance

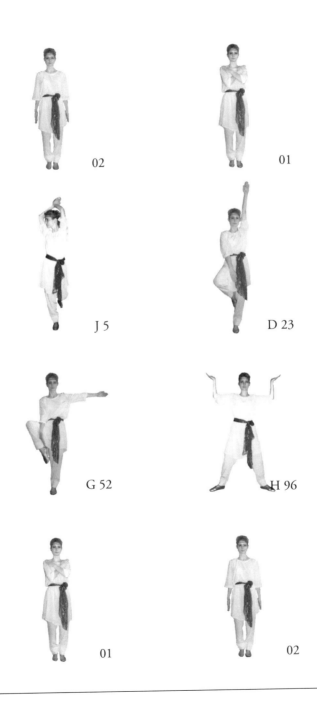

02

01

J 5

D 23

G 52

H 96

01

02

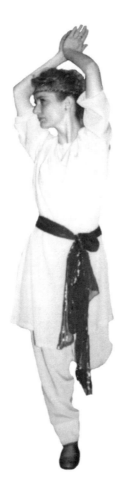

J 5

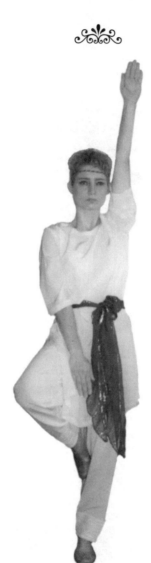

D 23

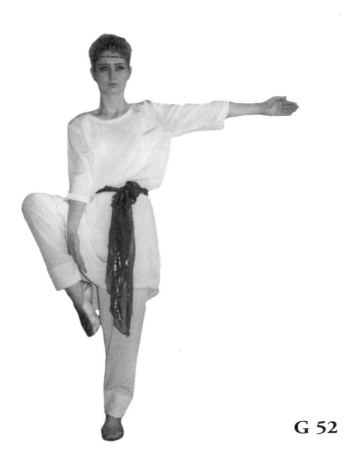

G 52

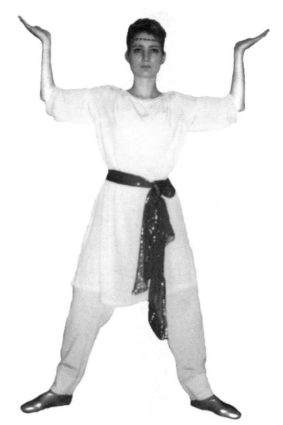

H 96

– V –

SYSTÈME NERVEUX ET PSYCHOLOGIQUE

(NERFS ET ÉQUILIBRE PSYCHOLOGIQUE)

SYSTÈME
NERVEUX ET PSYCHOLOGIQUE

– A –

Liste non exhaustive des maladies

Anorexie
Anxiété/Angoisse/Stress
Cauchemars
Convulsions/Epilepsie
Crampes
Dépression nerveuse/Neurasthénie
Insomnie
Migraine
Nervosité/Nervosisme
Névralgies/ Névrite
Tics
Trac/Emotivité
Tremblements/Maladie de Parkinson/Sclérose
en plaques
Vertiges

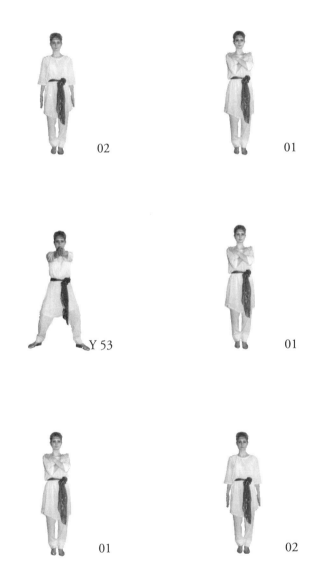

02

01

Y 53

01

01

02

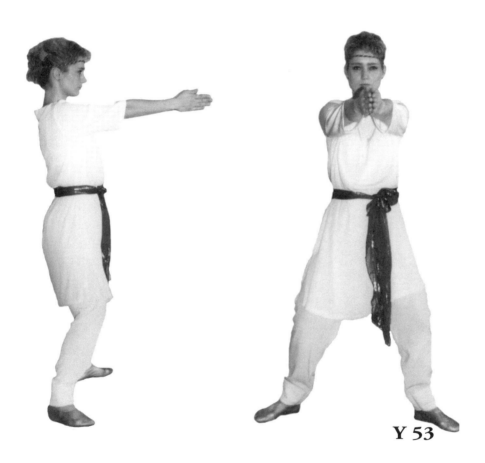

Y 53

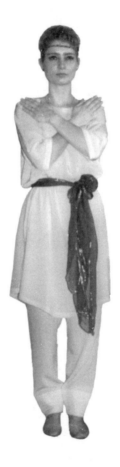

01

– VI –

SYSTÈME
RESPIRATOIRE – O.R.L.

(NEZ, SINUS, GORGE,
OREILLES, POUMONS)

SYSTÈME
RESPIRATOIRE – O.R.L.

– A –

Liste non exhaustive des maladies

Angine/Amygdalite
Asthme
Bronchite
Corysa (ou rhume de cerveau)
Emphysème pulmonaire
Laryngite/Pharyngite
Oreillons
Otite
Pleurésie/Pneumonie
Rhinite allergique (Rhume des foins)
Sinusite
Trachéite/Toux

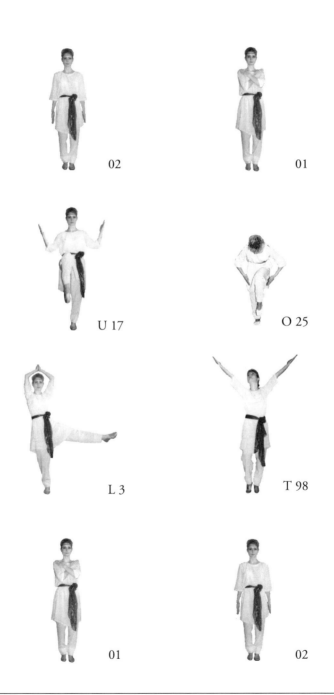

02

01

U 17

O 25

L 3

T 98

01

02

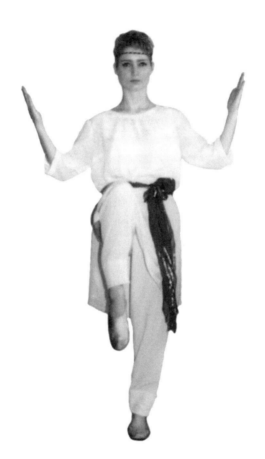

U 17

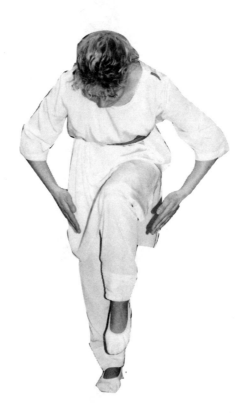

O 25

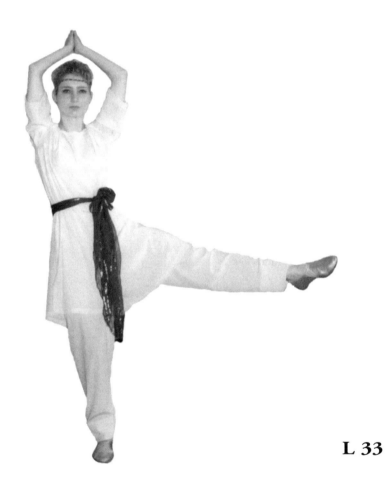

L 33

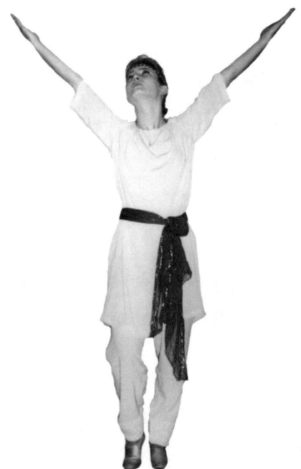

T 98

– VII –

SYSTÈME
URO-GÉNITAL
ET SEXUEL

(REINS, VESSIE, ORGANES GÉNITAUX ET SEXUELS)

SYSTÈME
URO-GÉNITAL ET SEXUEL

– A –

Liste non exhaustive des maladies

Albuminurie
Cystite
Incontinence urinaire/Enurésie
Lithiase rénale (Calculs rénaux)
Néphrite
Urémie/Hyperazotémie

L'appareil génital de la femme
Aménorrhée
Congestion pelvienne/Dysménorrhée
Contraception
Excitation sexuelle/Frigidité
Grossesse/Accouchement/Allaitement
Leucorrhée/Vaginite
Mastose/Dérèglement hormonal
Ménopause
Métrite/Salpingite/Ovarite

L'appareil génital de l'homme
Impuissance/Ejaculation précoce
Adénome prostatique

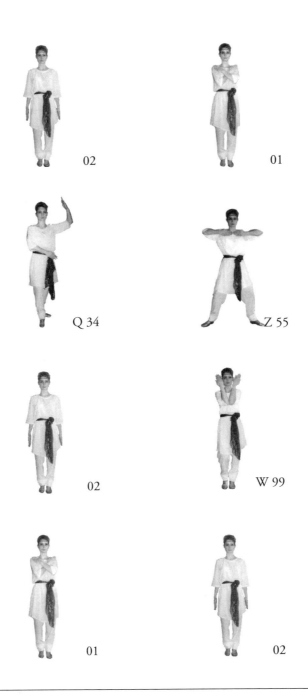

02

01

Q 34

Z 55

02

W 99

01

02

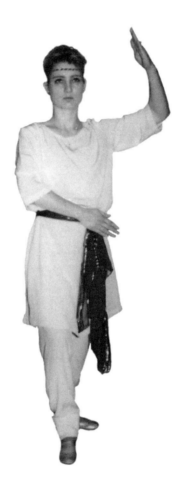

Q 34

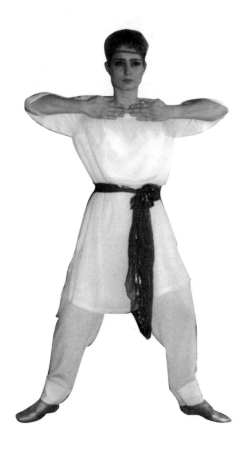

Z 55

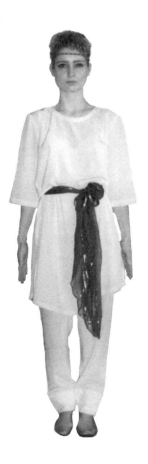

02

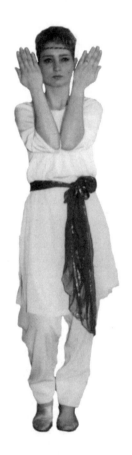

W 99

– VIII –

SYSTÈME DÉFENSIF ET IMMUNOLOGIQUE

SYSTÈME
DÉFENSIF ET
IMMUNOLOGIQUE

– A –

Liste non exhaustive des maladies

Sida
Cancer
Allergies
Vieillissement
Sclérose en plaques

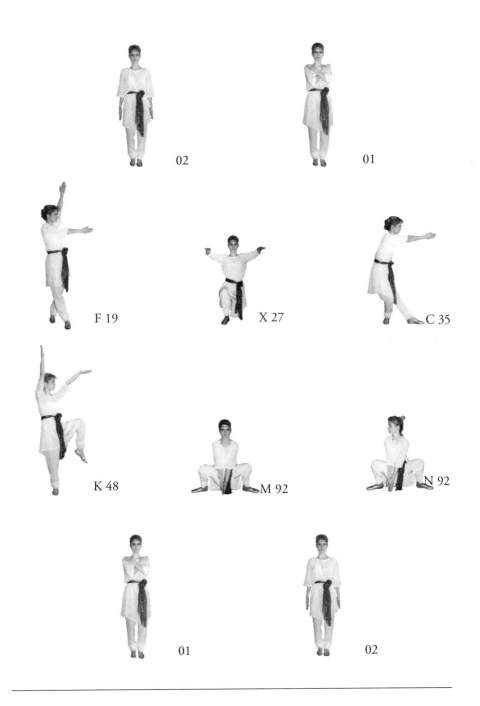

02

01

F 19

X 27

C 35

K 48

M 92

N 92

01

02

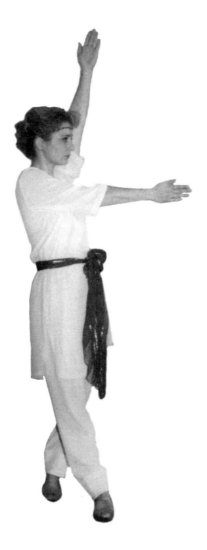

F 19

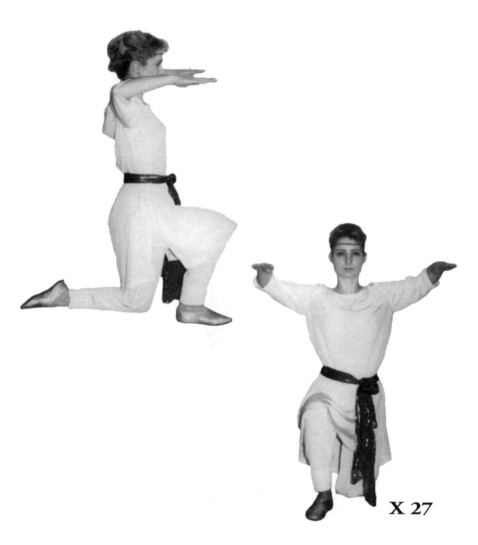

X 27

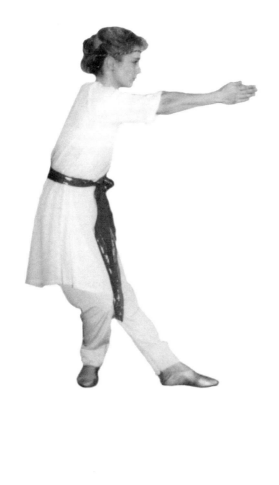

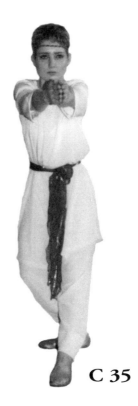

C 35

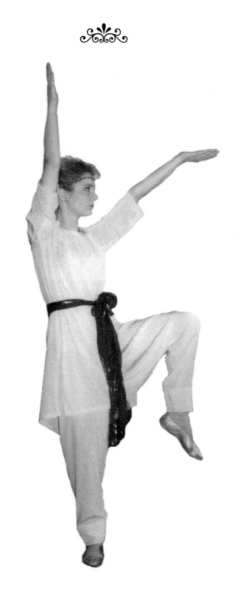

K 48

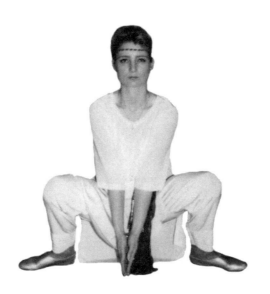

M 92

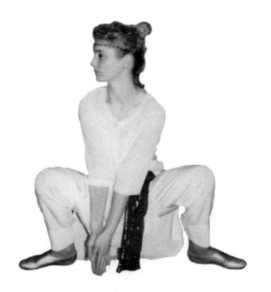

N 92

SÉRIES
ET
ENCHAÎNEMENTS

CONSEILS

– Commencez par le mouvement 02 suivi du mouvement 01, puis enchaînez doucement un mouvement après l'autre pour finir par le 01 suivi du 02.

– Apprenez une série après l'autre et ne passez à la suivante qu'une fois la précédente bien apprise.

– Plus vous bougerez au ralenti, avec douceur et lenteur, en partant des positions de départ 02 et 01, meilleurs seront les résultats.

– Restez ensuite entre 10 et 30 secondes dans les postures.

– Revenez au ralenti aux postures de départ 01 – 02.

– Il est conseillé pendant la pratique de ces mouvements de se répéter intérieurement un texte que l'on connaît par cœur et qu'on aime : pour les gens religieux une prière, pour les autres une stance (cf pages 45 et 46 de ce livre – Voir également *"Le Chant de l'Eternité"* de S. Aïssel aux Editions de la Lumière) ou une poésie.

Série A

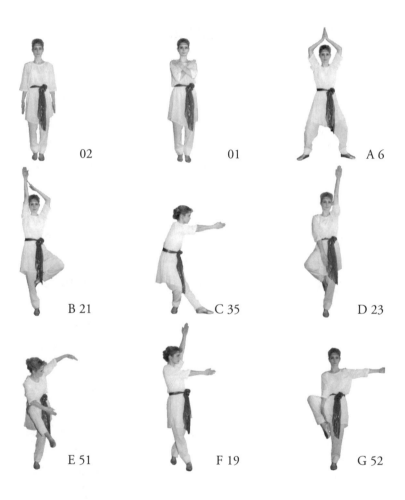

02   01   A 6

B 21   C 35   D 23

E 51   F 19   G 52

Série B

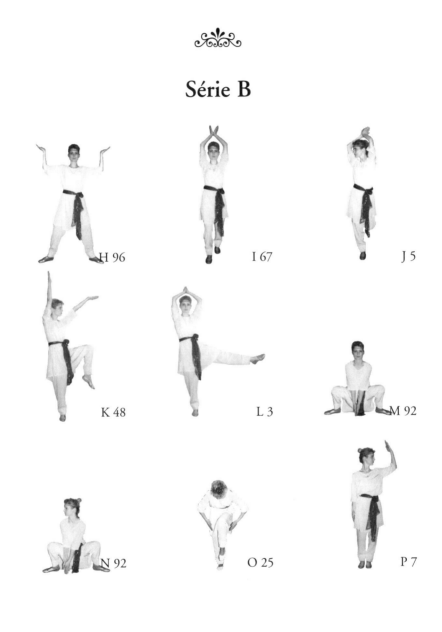

H 96

I 67

J 5

K 48

L 3

M 92

N 92

O 25

P 7

Série C

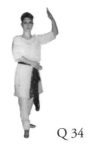

Q 34

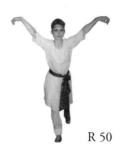

R 50

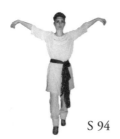

S 94

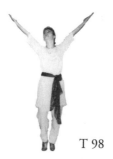

T 98

Série D

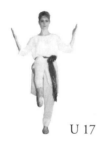

U 17

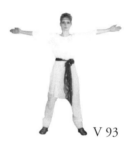

V 93

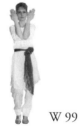

W 99

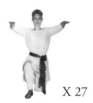

X 27

Série E

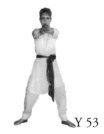

Y 53

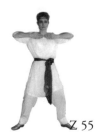

Z 55

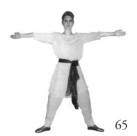

65

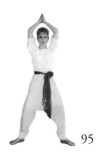

95

CHAPITRE V

LE MOUVEMENT
DE LA SALUTATION AU SOLEIL

La salutation au soleil est l'exercice de santé par excellence.

Cette salutation a été pratiquée depuis le début des temps dans toutes les Ecoles de Sagesse, sous des formes parfois un peu différentes. Elle a toujours été considérée comme la base de toute pratique spirituelle. Elle associe le physique à l'esprit, et, chaque mouvement faisant naître un sentiment ou une émotion, le cœur y participe également.

C'est un mouvement à la fois du corps, du cœur et de l'esprit. Il est l'exercice fondamental pour arriver à l'unité intérieure.

Entretenant la souplesse du corps, la salutation au soleil se pratique cinq fois par jour : au lever, vers midi, vers 16 h, vers 20 h, au coucher. Elle se fait par séries de trois. On peut aussi la pratiquer à d'autres moments, dès qu'on en sent le besoin... Fatigué ou stressé, assailli par des pensées noires ou des émotions négatives, la salutation au soleil fera tout disparaître.

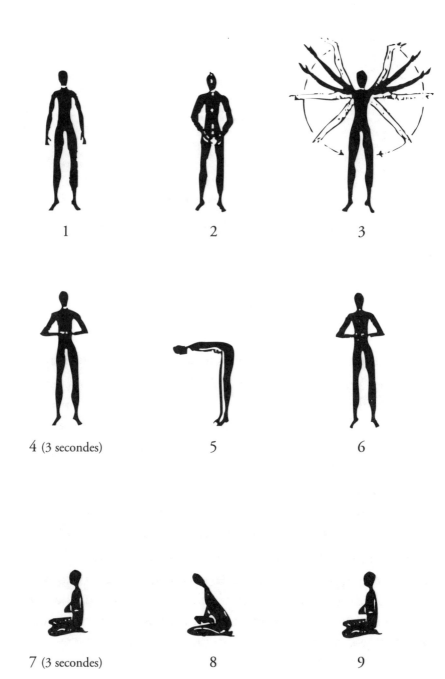

1

2

3

4 (3 secondes)

5

6

7 (3 secondes)

8

9

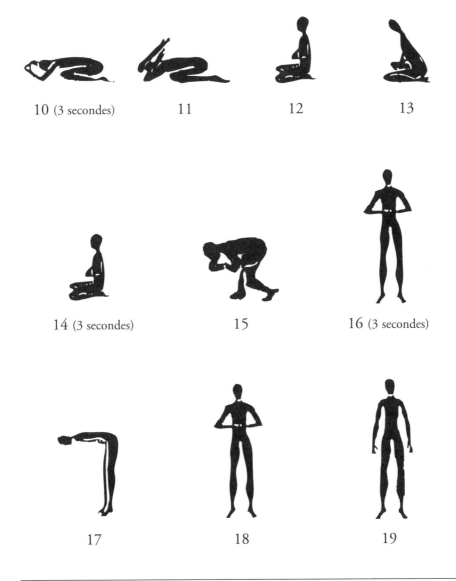

10 (3 secondes) 11 12 13

14 (3 secondes) 15 16 (3 secondes)

17 18 19

Le mouvement

– Le mouvement commence debout, pieds écartés de 20 cm environ, les bras le long du corps (1).

– On remonte les deux mains sur le devant du corps en passant devant les chakras jusqu'au sommet de la tête, puis les bras s'élèvent vers le ciel, s'ouvrent et redescendent latéralement (2, 3).

– On joint les mains devant le plexus solaire, le pouce gauche dans la main droite (4), on se courbe en avant (5), et on se redresse (6).

– Après s'être redressé, on se laisse tomber à genoux, pour enfin se prosterner le front contre le sol (7 à 11).

– On se relève en repassant pas la position à quatre pattes pour revenir à la position de départ (12 à 19).

Le mouvement est calme, coulant et léger.

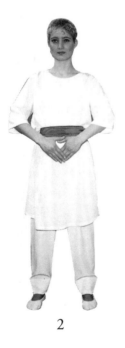

2

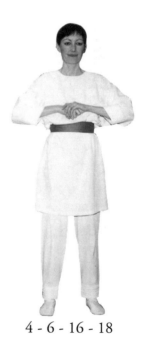

4 - 6 - 16 - 18

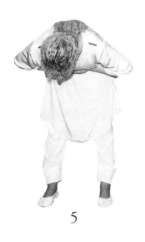

5

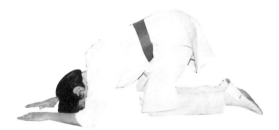

10

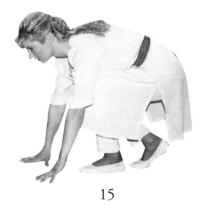

15

Bénéfices des différentes postures

– Postures 1, 2, 3, 4, 6, 16, 18 et 19

Se tenir debout, droit et le poids du corps bien réparti sur les deux pieds ; cela rééquilibre la colonne vertébrale ; la tête et le cerveau sont mieux irrigués ; les différentes parties du cerveau peuvent fonctionner ensemble. La concentration augmente, la respiration devient plus ample et plus calme, les glandes hormonales sont stimulées.

– Postures 5 et 7

Les muscles de la partie inférieure du dos, des cuisses et des mollets sont étirés, à la façon d'un stretching. Le sang remonte vers la partie supérieure du tronc. Les organes digestifs (estomac, foie, vésicule biliaire, pancréas, intestins) sont tonifiés.

– Postures 6 et 16

Le sang redescend du haut du tronc vers le bas pour un massage de tous les organes amenant détente et libération des tensions.

– Postures 7 à 15

Assouplissement de toutes les articulations des membres et du dos. Le flux sanguin est augmenté dans la direction de la tête améliorant le fonctionnement des poumons, des bronches, des yeux, du nez, des oreilles. Excellent effet sur l'hypertension.

– Posture 10

Elle a un effet très particulier sur l'état psychosomatique : elle est équilibrante car elle permet de dépasser l'égocentrisme, et harmonise les systèmes sympathiques et parasympathiques.

Il est conseillé pendant la pratique de ces mouvements de se répéter intérieurement un texte que l'on connaît par cœur et qu'on aime : pour les gens religieux une prière, pour les autres une stance (voir *"Le Chant de l'Eternité"* de S. Aïssel aux Editions de la Lumière) ou une poésie (cf page 45 et 46).

Dans la position debout de la salutation, l'homme correspond à ce qu'il est lui-même : un être qui un jour a acquis la posture droite. Lorsqu'il se courbe, il est comme la plante, comme le roseau qui se plie sous le vent ; lorsqu'il est à genoux, à quatre pattes, il est comme l'animal, et lorsqu'il se prosterne, il retourne au règne minéral. Cela signifie qu'au cours de cette salutation, l'homme repasse par tous les stades de son évolution et se rappelle qu'il est un composé des différents règnes qui trouvent en lui leur unité.

En même temps, la salutation nous enseigne que dans la création, chaque être se trouve dans une position spécifique, liée à son rang. On dit que même les anges ont une posture particulière pour adorer Dieu ! Seul l'homme est capable de prendre n'importe laquelle de ces postures, il est libre de choisir entre celle de l'animal, de la plante ou de la poussière et un jour d'apprendre celle de l'ange !

La légende dit que deux anges accompagnent celui qui pratique la salutation au soleil : son ange gardien et un archange.

CHAPITRE VI

LE MOUVEMENT
DE LA SALUTATION DES MAÎTRES

- Ces mouvements très particuliers peuvent être pratiqués au début et à la fin de chaque séance de *Dervish Extasis.*

- Ils mobilisent les énergies et la concentration de la façon la plus efficace.

- Il est conseillé de se remémorer et de se répéter intérieurement les quelques phrases qui décrivent le sens de chacun de ces mouvements.

- Ils n'améliorent pas seulement la concentration, mais permettent de se mettre en harmonie avec le monde extérieur.

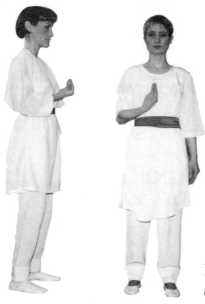

La Force et la Quintessence
descendent et s'incarnent

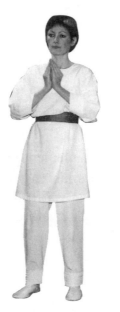
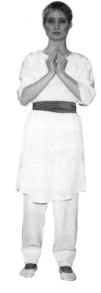

Dans la profondeur de
mon être, dans l'écrin de
mon essence

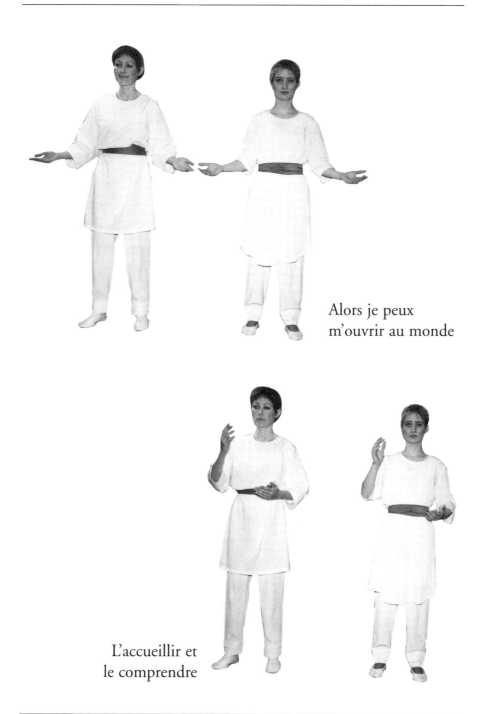

Alors je peux
m'ouvrir au monde

L'accueillir et
le comprendre

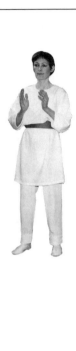
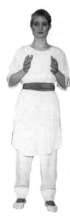

Réaliser ainsi l'unité
entre l'intérieur et l'extérieur

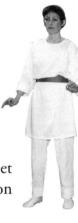
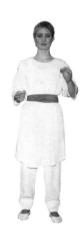

Puis avec force et
précision

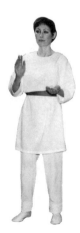
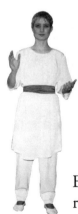

Enfin tout
redonner

CHAPITRE VII

SAMA
LE MOUVEMENT TOURNOYANT

Le Sama, mouvement tournoyant ou danse tournoyante est surtout connu grâce aux Derviches Tourneurs de Konya, auxquels cette technique a été transmise par le Maître de leur confrérie *Mevlana Jalalûdin Rumi*. Son fils *Sultan Valad* en a ensuite institutionnalisé la pratique. *Cham de Tabriz*, le Maître de Rumi a appris cette technique dans le cadre des Ecoles de Sagesse des *Sarmans* et de son propre Maître, *Hadj Bektash Vali*. Depuis cette époque, la technique est transmise de Maître à élève. Le Sama est un exercice qui apporte une plus grande intensité, une plus grande énergie, une plénitude et une joie de vivre nouvelles. On dit que le Sama fortifie le corps, purifie le cœur et clarifie les pensées. La traduction littérale de Sama signifie "écouter à l'intérieur de soi-même" ou "écouter avec le cœur". On prête les paroles suivantes à *Rumi* : « J'ai observé les chrétiens et leur croix : Il n'était pas sur la croix. Je suis allé dans le temple hindou et dans la vieille pagode chinoise : je n'y ai trouvé aucune trace de Lui. J'ai escaladé les hauteurs d'Herat et de Kandahar : j'ai regardé autour de moi, Il n'était ni sur les hauteurs, ni dans la vallée. Puis j'ai escaladé le mont Kaf jusqu'à son sommet : je n'y ai trouvé que le nid de l'oiseau Anqa. Je suis allé jusqu'à la Kaaba et je ne L'y ai pas rencontré. J'ai demandé aux philosophes de me parler de Son Essence : Il était au-delà de toutes les définitions des philosophes... Finalement j'ai dansé et j'ai regardé dans mon propre cœur : c'est là que je L'ai vu. Lui, Il ne se trouve en aucun autre lieu... » Le Chemin intérieur dont parle *Rumi* est un Chemin spirituel emprunté depuis des siècles par les Derviches et les Soufis. Aujourd'hui encore, au mois de décembre, pour fêter *Rumi*, ses disciples de la confrérie des Mevlevi fêtent le Sama ensemble. Cette fête est devenue une manifestation culturelle et religieuse. Dans le cadre de *Dervish Extasis*, nous pratiquons le Sama en dehors de toute connotation religieuse. Il devient une technique d'harmonisation et de santé. Il est l'art de l'équilibre et de l'harmonie dans la vie. Il est avant tout un tournoiement autour de l'axe de son propre corps et de son propre être. Le résultat est la beauté d'une danse tournoyante et d'un mouvement qui semble recevoir l'énergie de vie que la main droite, tournée vers le haut et le ciel semble cueillir, et que la main gauche, tournée vers la terre, rend au monde et aux hommes. C'est de cette manière que l'être humain se situe entre le ciel et la terre et dans le cadre de ses relations : entre recevoir et donner.

Apprentissage

Le Sama s'apprend en plusieurs étapes : il est important de suivre la progression d'étape en étape. Ne vous exercez jamais plus de dix à vingt minutes et, avant de commencer, détendez-vous en position debout pendant quelques instants. Vous avez besoin d'un peu de place pour pratiquer. Veillez donc à ce qu'aucun objet, aucun meuble ne vous gêne. Au début il vaut mieux que le sol soit lisse et que vous ayez une paire de chaussettes appropriée. Veillez à ce qu'on ne vous dérange pas pendant le temps de votre exercice.

Premier exercice

Vous êtes en position de départ, bras croisés sur la poitrine. Les deux pieds sont écartés d'environ la distance d'entre vos deux épaules. Prenez maintenant appui sur votre pied gauche, soulevez légèrement votre pied droit en essayant de rester en équilibre ; trouvez l'équilibre. Remarquez comme votre pied gauche est bien ancré au sol. Avec votre pied droit vous faites un quart de tour vers l'avant tout en gardant le pied gauche parfaitement collé au sol ; celui-ci glisse en tournant autour de l'axe de votre corps et vous continuez à tourner de cette façon, le pied gauche restant bien à plat sur le sol et le pied droit faisant des quarts de tour devant lui (voir schémas A1, A2, A3). On tourne toujours vers la gauche. Un tour complet se fait en quatre temps, quatre pas. L'important sera de bien trouver votre équilibre, de garder avec votre pied gauche un bon contact avec le sol. Respirez calmement et essayez d'être tranquille intérieurement. Vous apprenez d'abord à tourner très lentement. Vous faites les mouvements au ralenti puis, petit à petit, vous pouvez les accélérer. Votre pied gauche est ancré dans le sol, il est l'axe autour duquel tourne tout votre corps, votre pied droit donnant l'élan.

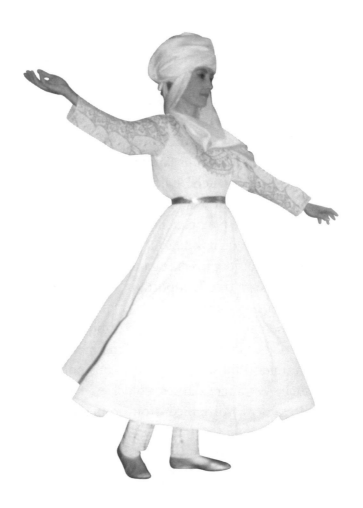

Le Sama

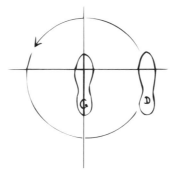

Schéma A1

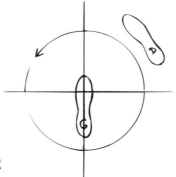

Schéma A2

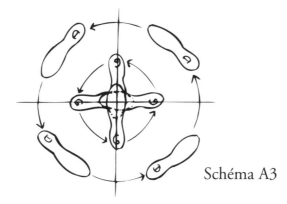

Schéma A3

Le Sama

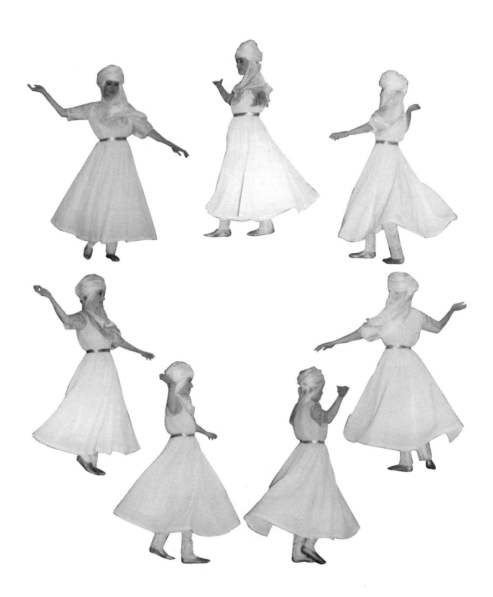

Le Sama

Deuxième exercice

Nous pouvons passer maintenant au deuxième exercice.

Position de départ

Vos bras sont croisés, posez maintenant votre pied droit d'un demi pas derrière votre pied gauche, les pieds restant parallèles. Ce sera dorénavant votre position de départ pour pratiquer le Sama. Maintenant vous déplacez le poids de votre corps sur votre jambe gauche de façon à ce que votre pied droit puisse se mouvoir librement. Vous soulevez votre pied droit lentement, à la hauteur mi-mollet, puis vous le posez devant et légèrement à gauche du pied gauche ; ceci correspond à la distance de deux quarts de tour. Veillez à ne pas perdre l'équilibre. Vous pouvez maintenant faire un tour complet, qui consiste à faire deux fois le pas que nous venons d'apprendre. Le pied gauche évidemment tourne également en glissant sur le sol ; exercez-vous en faisant deux demi-tours qui, petit à petit, vont devenir de façon très fluide un tour complet. Le tour se fait avec les deux pieds en même temp ; ils restent parallèles l'un à l'autre, le pied gauche restant toujours collé au sol, glissant en tournant, et n'étant jamais soulevé. Le pied droit se détache du sol, se soulève et donne l'élan du tournoiement. Plus vite le pied droit se détache du sol, plus ces deux demi-tours deviennent un tour entier très fluide.

Je reprends : il est important de poser d'abord le pied droit et de ne tourner qu'ensuite. Encore une fois : passez d'abord le pied droit par dessus le pied gauche, posez-le, puis tournez ; repassez le pied droit par dessus le pied gauche, posez-le, puis tournez...

Travaillez d'abord très consciemment, lentement et de façon appliquée (voir schémas B1, B2, B3).

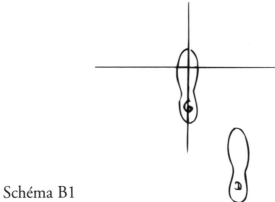

Schéma B1

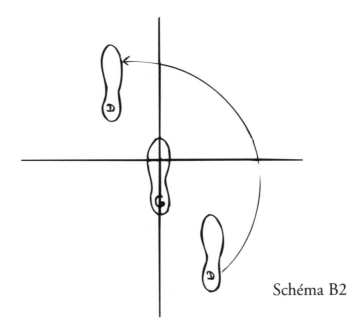

Schéma B2

Le Sama

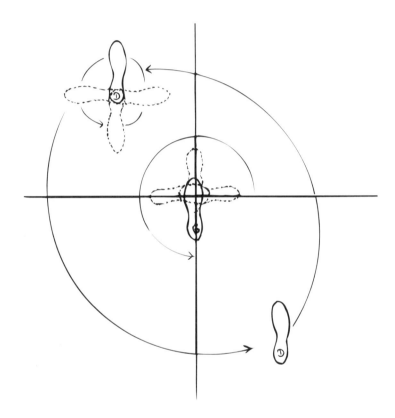

Schéma B3

Le Sama

Les bénéfices du Sama

Bien-être physique, purification émotionnelle, clarification intellectuelle.

Les effets divers :

– Amélioration de l'état général avec une action spécifique sur tous les troubles manifestes,
– aide importante à la guérison,
– équilibre psychosomatique,
– libération émotionnelle,
– amélioration des sensations,
– amélioration de la sexualité,
– arrêt des états d'angoisse et de peur,
– dédramatisation des situations,
– apaisement relationnel,
– découverte des solutions,
– sentiment intérieur de liberté,
– accroissement de la créativité,
– transformation des rêves,
– développement de l'intuition et d'autres facultés extrasensorielles.

N.B. : Au cours de vos premiers exercices, vous aurez peut-être des sensations vertigineuses : faites alors une pause. Vous pourrez recommencer un peu plus tard et, avec la répétition, ces sensations disparaîtront (si ce n'est pas le cas, vous avez soit un trouble psychosomatique du type hystérique, soit une maladie physiologique qui doit vous amener à consulter un médecin).

CHAPITRE VIII

RELAXATION ET MÉDITATION

✧

A — IMPORTANCE DE LA RELAXATION

Pour toute activité, qu'elle soit physique, intellectuelle ou émotionnelle, vous avez besoin d'énergie.

Pour avoir suffisamment d'énergie, apprenez à ne plus la perdre inutilement, à ne plus la gaspiller, en particulier dans vos tensions musculaires.

Apprenez à vous détendre, à vous relaxer, par des exercices simples, comme par exemple celui qui suit :

Installez-vous confortablement sur un siège qui vous permette une position bien droite. Vous pouvez adosser le bas de votre dos au fauteuil ou au siège, mais veillez à garder votre colonne bien droite, sans forcer, sans être tendu. Votre tête est bien dans le prolongement de votre colonne vertébrale, vos yeux restent ouverts et vous essayez de libérer votre tête de toutes les tensions : nuque, visage, yeux... Vos mains sont posées à plat sur vos genoux. Essayez à présent de percevoir intensivement vos yeux, comme si vous vouliez entrer en eux. Soyez présent dans vos yeux, sentez-les, ressentez-les vraiment. A présent vous pouvez les détendre et détendre les muscles de vos yeux. Vos yeux restent ouverts, mais ne fixent aucun objet. Prenez conscience à présent de votre visage tout entier, de votre bouche. Au fur et à mesure, détendez chaque partie à laquelle vous pensez. Laissez-la se détendre. Puis vous passez à la nuque, à vos épaules : ressentez bien les muscles de votre nuque, puis détendez-les. Ressentez bien votre épaule droite, puis détendez-la, puis votre épaule gauche, ensuite votre main droite, et votre main gauche. Ressentez chaque muscle, puis détendez-le.

Vous sentez maintenant les muscles de votre poitrine jusqu'au diaphragme, puis détendez-les.

Vous relâchez les muscles abdominaux et remarquez comme votre respiration se fait plus ample, plus profonde et plus lente. Le calme s'installe peu à peu. Vous passez à votre jambe droite jusqu'au pied. Et enfin la jambe gauche.

Tout cela, faites-le très lentement, de façon à bien ressentir chaque partie du corps ; sentez la détente qui s'installe et qui vous donne la sensation que tout votre corps est une masse détendue.

Ressentez l'ensemble de cette masse qui est votre corps : vous êtes alors présent à votre corps, vous êtes conscient de votre corps.

En répétant l'exercice une seconde fois, pensez à pénétrer plus profondément dans chaque partie du corps jusqu'à votre système nerveux et jusqu'à votre circulation sanguine.

Vous ressentirez une sensation de chaleur dans certaines parties du corps ou une sensation de fourmillement.

Vous pouvez continuer l'exercice jusqu'à vous endormir, ou alors sortir de l'exercice en inspirant une ou deux fois profondément.

Cet exercice se pratique une fois par jour, pas davantage. Il faut vingt à trente répétitions pour le pratiquer correctement. Lorsque vous aurez l'habitude de cette pratique, vous pourrez réduire la durée de l'exercice.

C'est en le pratiquant régulièrement que vous garderez en vous une grande quantité d'énergie consciente.

✧

B — MEDITATION : LA PRATIQUE

Pourquoi la méditation ?

L'état normal de l'être humain est d'avoir des pensées. Habituellement, il se prend pour ses pensées, il se confond avec elles. Il est ses pensées, il n'est pas celui qui pense. Tant qu'il en reste là, il ne peut rien atteindre de supérieur.

Il lui faut quitter le plan des pensées qui se déroulent et atteindre le penseur lui-même, dégagé des pensées. Le but de la méditation est d'arriver à cette expérience directe de la conscience de soi. Le moi devient alors conscient de lui-même : il se voit lui-même dégagé des pensées. En transcendant le niveau de la pensée ordinaire ou mécanique, il s'élève au-delà des pensées, au niveau de la conscience.

Nous savons qu'il est impossible d'arrêter le flot des pensées et d'entrer directement dans la conscience, car les pensées sont comme une barrière entre soi et l'esprit. Or il va falloir passer à travers elles, les "transcender", sans pour autant les refouler, mais en appliquant les techniques de la méditation.

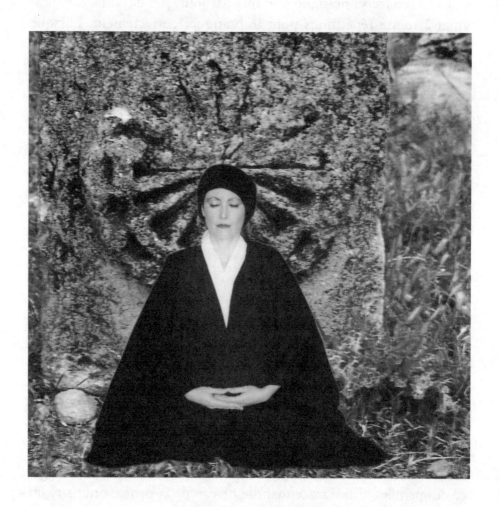

Quitter le plan des pensées.
Atteindre le penseur lui-même, dégagé des pensées.

La pratique

S'asseoir, les genoux bas et écartés, le bassin basculé. Les reins sont légèrement cambrés pour assurer la verticalité de la colonne, sans tension musculaire. Pour y arriver, on peut se balancer d'avant en arrière en réduisant tout doucement le mouvement jusqu'à ce qu'on se trouve bien assis. Puis on tend légèrement la nuque, on rentre le menton. Les yeux sont fermés. Le visage se détend, ainsi que les yeux, les muscles des yeux, du front. On desserre les mâchoires et les lèvres comme si on voulait sourire intérieurement. Les mains sont posées l'une dans l'autre, les bras et les épaules sont relâchés. Il s'agit d'être bien droit et pourtant souple. Il faut trouver une tension juste du corps, minimale, mais sans crispation, un équilibre, une droiture mais sans rigidité. La posture est forte et souple à la fois, elle est vivante et pourtant droite. Il n'y a, en elle, rien de mou, mais rien de forcé non plus.

Pour sortir de la posture lorsque la séance est terminée, on sort lentement, on tourne la tête à droite, à gauche, on se frotte les mains, on se balance de gauche à droite et d'avant en arrière, puis on s'incline vers l'avant, on dégage ses jambes, on masse et on bouge un peu les articulations et enfin on se lève pour marcher un peu sur place.

La respiration est abdominale. On se centre sur l'expiration qui doit être lente et profonde, sans forcer. L'inspiration vient naturellement, amplement, mais un peu plus rapidement.

Pour être plus conscient de la respiration, on peut essayer de freiner légèrement l'air au niveau du larynx. Cela produit un son sourd mais continu, une espèce de bourdonnement pendant toute la durée de l'expir. La respiration devient alors plus lente, plus profonde et si on se concentre bien sur ce passage de l'air dans le larynx ainsi que sur le bruit léger que cela produit, une meilleure concentration s'ensuit. On peut, au début de la méditation, la pratiquer d'une manière plus intensive et bruyante, et ensuite plus discrète.

Pour améliorer la concentration on peut également se concentrer davantage sur le ventre, au niveau de ce qu'on appelle "le centre vital du hara". On sent à quel point lors de l'expir, le hara (un peu sous le nombril) se durcit. Cela permet d'améliorer la concentration. Si en même temps, au début de l'expiration on relâche davantage les épaules et si on se laisse glisser comme si on voulait mieux s'asseoir sur son coussin, sur son banc ou sa chaise, alors la position sera juste. On lâche les épaules, on descend, on s'assoit, mais en même temps la nuque se tend légèrement et le menton rentre. Le sommet du crâne s'élève vers le ciel, c'est comme si l'expiration descendait plus profondément dans le bas-ventre, ce qui a pour résultat de creuser un peu le ventre et, sous l'effet de la pression, le bas ventre, lui, se tend légèrement.

Il faut savoir qu'il faut éviter de forcer. Ne jamais forcer ! On expire le plus loin possible, mais sans forcer et on se laisse inspirer, sans forcer l'inspiration non plus.

Pendant la méditation, il est important d'orienter l'activité intérieure vers autre chose que la volonté de l'ego. L'esprit doit devenir réceptif intérieurement, tout en arrêtant de se perdre dans tout ce qui vient des sensations du monde extérieur. Arrêter le bavardage des pensées pour se mettre à l'écoute. Si les pensées viennent tout de même, ce n'est pas important, à condition de ne pas les suivre ! Cette habitude permettra d'entrer dans les couches plus élevées de la conscience de façon naturelle. Mais cela ne peut se forcer : cela arrive ! Pour cette raison, on se concentre simplement sur la respiration.

Observation		
Le MOI	observe est extérieur à	L'OBJET

Méditation :		
	Le MOI est observé par le MOI Le MOI et l'OBJET sont identiques	→ uniquement l'acte d'observer.

C — L'OBSERVATION DE SOI : MÉDITATION DANS L'ACTION

L'observation de soi est le premier travail qui incombe à tout postulant à la connaissance de soi.

Celui qui s'engage sur un chemin de connaissance de soi, exprime par là son désir profond, sa volonté de changer. Or on ne peut changer que ce qu'on a reconnu en soi. Et pour reconnaître le Soi, il faut déjà l'avoir observé...

Il ne s'agira pas là d'appliquer une théorie psychologique ou spirituelle. Il s'agit de votre vie concrète, de votre vécu quotidien, de votre attitude physique, intellectuelle ou émotionnelle face aux circonstances de votre vie de tous les jours.

Pour apprendre à vous connaître réellement, le plus simple sera, au début, de vous observer physiquement. Essayez, mentalement, de vous dédoubler et de placer un regard à l'extérieur de vous. Par ce regard vous allez vous observer en train de marcher, de travailler, de rire...

Regardez-vous vivre !

Cette première étape passée, attachez-vous à vous voir lorsqu'une émotion vient vous habiter : la colère ou l'agacement, la joie ou la jalousie, un souci ou la paix... Qu'est-ce qui change en vous ? Voyez les modifications de votre corps physique, de votre visage, de votre expression...

Avec un peu d'expérience vous ressentirez le blocage qui s'installe lors d'une émotion : la gorge qui se serre, l'estomac qui se noue, la voix qui se bloque. A une étape ultérieure, vous saurez reconnaître les signes avant-coureurs de l'émotion négative, et ainsi vous armer pour engager la lutte contre ce que vous ne voulez pas laisser vivre en vous. Par l'observation, vous devenez conscient de vous. Par cette conscience, le changement, la "métanoïa" et l'évolution deviennent possibles.

Observez-vous le plus souvent possible.

Au début, vous ne saurez vous y appliquer que pendant une minute toutes les heures. Mais l'important est de commencer et d'en faire un exercice acharné jusqu'à ce que cette observation de soi s'installe d'elle-même.

Rien ne pourra remplacer cette observation qui est connaissance directe de vous-même, car tant que vous ne saurez pas le genre d'individu que vous êtes, vous ne pourrez pas vous changer.

L'observation de soi doit être pratiquée sans jugement et sans critique. Il s'agit de vous voir tel que vous êtes et non de vous juger.

Si vous vous critiquez négativement, si vous vous jugez ou si vous vous dénigrez, vous vous enfermez dans l'impasse de votre jugement.

Observez-vous sans vous identifier à vous-même. Ne vous jugez pas stupide ou maladroit ou incapable. Contentez-vous simplement de vous observer tel que vous êtes.

A chaque instant, observez-vous :
- dans votre corps physique
- dans vos émotions
- dans vos pensées.

Ne jugez pas ce que vous observez,
sinon l'énergie qui naît de l'observation
se perd dans le jugement.

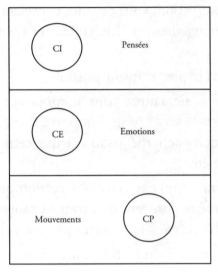

Le fonctionnement tripartite de l'être humain
3 étages

D — LE RAPPEL DE SOI

Vous avez commencé à observer votre corps, vos émotions, vos pensées. Vous avez alors remarqué qu'en fait c'était votre pensée – le centre intellectuel – qui d'abord observait votre corps physique et vos émotions. Vous avez aussi remarqué que vous ne pouviez pas vous observer en train de penser. Car la pensée ne peut pas s'observer elle-même, de même que l'œil ne peut pas se regarder lui-même.

Puis, un jour, à force d'observer, vous vous êtes rendu compte que vous étiez capable non seulement de vous observer physiquement et émotionnellement, mais que vous étiez capable en même temps de penser, comme si un observateur était né en vous, différent de vos pensées.

Votre essence vient de s'éveiller. L'état dans lequel vous êtes, c'est le rappel de soi. Vous avez "rappelé votre Soi".

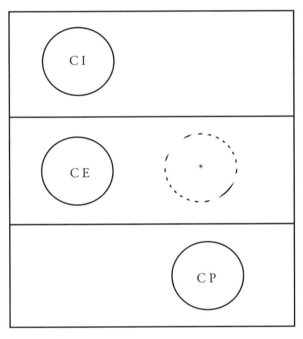

*Votre essence * (Soi, Moi Supérieur, Centre Magnétique) observe :*

- vos mouvements à partir du centre physique (CP)

- vos émotions à partir du centre émotionnel (CE)

- vos pensées à partir du centre intellectuel (CI)

CHAPITRE IX

LE CORPS PHYSIQUE, INSTRUMENT AU SERVICE DE L'EVOLUTION ET DE LA RÉALISATION DE SOI

(Transcription d'une conférence de S. Aïssel)

L'être humain étant une essence incarnée dans un corps physique, pour réaliser son destin, il lui faut faire de ce corps l'instrument le meilleur possible pour se réaliser lui-même. Le corps devient alors l'instrument de travail de l'essence, celle-ci étant ce que vous êtes réellement.

Pour l'homme ordinaire, s'occuper de son corps physique, c'est le muscler, le rendre souple, le garder dans une bonne condition physique afin que toutes les activités de ce corps soient possibles.

Pour un homme ou une femme sur un chemin de réalisation de soi, ce doit être plus que cela. L'homme sur le Chemin doit veiller à l'état de sa musculature, à sa respiration, son système nerveux, digestif, circulatoire, glandulaire, car il a appris et il commence à percevoir qu'une partie de sa capacité de conscience, de travail, est liée à l'état de ses différents systèmes organiques. Pensez simplement aux effets d'une banale lourdeur d'estomac ou d'un trouble habituel du système nerveux – l'hyperexcitation continuelle par exemple. Vous me direz qu'il s'agit de forces d'opposition. Non, ce sont le plus souvent des choses qu'il aurait fallu régler avant même d'entrer sur le Chemin. Celui qui est dans un état d'hyperexcitabilité quasi permanent doit d'abord trouver du repos, un minimum de calme. Ce n'est pas non plus au moment où vous avez une bonne grippe qu'il s'agit d'entrer sur le Chemin. Cette grippe ou cette instabilité nerveuse font partie évidemment de votre destin ou de votre karma, mais ils sont des handicaps inutiles pour le Chemin, auxquels il vaut mieux d'abord remédier.

D'autre part sur le Chemin, il ne s'agit pas tant de se muscler que d'apprendre à détendre ses muscles, à les relaxer. Il s'agit de désintoxiquer son corps physique grâce au système digestif, en faisant par exemple des cures périodiques de fruits, de légumes ou autres, ou des cures d'abstention d'excitants tels que le tabac ou l'alcool, ou en jeûnant de temps en temps. Certains jeûnent un jour par semaine, d'autres font des cures de trois jours, une semaine, quinze jours... Il vaudrait mieux ne jamais en abuser, tout en sachant que le jeûne est présent dans toutes les formes de spiritualités, sur tous les Chemins, et même dans toutes les religions, sous une forme ou une autre.

Le travail sur le système respiratoire sera la pratique d'une respiration consciente : respiration consciente soit naturelle, soit de type abdominal, comme celle qu'on pratique dans le zen (cf chapitre X – B La Méditation).

Un autre exercice respiratoire est le chant – chant des stances ou autres chants –, récitation, déclamation...

A : En quoi le chant peut-il être un exercice respiratoire ?
Autre auditeur : C'est une façon d'apprendre à gérer le souffle...

– Apprendre à gérer le souffle, oui. Dans le bouddhisme, on chante, dans le christianisme, on chante, etc. Il est évident que certains chants, comme les stances, ont encore un autre effet plus subtil sur la respiration.

Il faut éviter la multitude des exercices respiratoires tels qu'ils sont proposés par toutes sortes de courants qui se prétendent spirituels, et qui ne sont en réalité orientés que vers la recherche du bien-être. La respiration est un élément extrêmement important, aussi ne faut-il pas jouer avec elle.

La respiration consciente permet d'assimiler des substances plus fines de l'air – cette énergie de vie qu'on appelle le "prâna" –, qui se trouvent rejetées lorsqu'on ne respire pas consciemment. Cette énergie est alors perdue, et de plus, rejetée sous une forme dégradée. Respirer comme vous le faites habituellement – de façon non consciente –, c'est respirer uniquement pour faire survivre le corps physique. Respirer consciemment, c'est respirer pour l'essence, votre moi supérieur, la différence est grande.

La nourriture du système nerveux, ce sont les impressions qui entrent par les sens : par la vue, l'ouïe, l'odorat, le goût, le toucher. Il est possible de leur rajouter la conscience, d'être conscient de ce qui entre en soi à travers les sens. La plupart des exercices de présence au monde extérieur ont évidemment ce but : être vraiment à l'écoute de ce qu'on entend, s'arrêter un instant pour regarder vraiment.

Il existe ainsi sur le Chemin deux petits exercices dont nous avons déjà parlé. L'un consiste à regarder de façon très précise un objet ou un être, de façon à bien l'enregistrer dans sa mémoire, c'est-à-dire à être conscient, présent par le regard. L'autre exercice, également pour les yeux, est de regarder tout ce qu'il y a autour de soi, en restant fixé pendant trois secondes sur chaque chose qu'on regarde. On enregistre, puis on passe à autre chose, trois secondes également. Il ne s'agit pas de passer sa journée à cela, mais de faire l'exercice de temps en temps. Regarder vraiment ce que les yeux voient... On peut faire le même exercice pour l'ouïe. S'arrêter un instant et écouter, prendre conscience de ce qu'on entend.

On peut aussi prendre l'habitude de regarder ce qui est beau. Même quand les yeux se reposent ou regardent dans le vide, il vaut mieux que ce soit à travers quelque chose de beau.

Même quand vous regardez dans le vide, essayez que ce ne soit pas à travers un mur, mais à travers le ciel ou la nature, et ici, plutôt que le rideau, regardez ce tableau... Ce que vous voyez entre en vous, c'est une substance, une énergie ou des vibrations, peu importe le nom qu'on lui donne. Regardez ce qui est beau, écoutez de la musique – pas n'importe laquelle –, écoutez les chants plutôt que les bruits. Ne négligez pas les odeurs, mettez de temps en temps un peu d'encens ou un parfum naturel dans votre maison, une essence de plantes. Et si vous vous parfumez, que ce soit si possible avec des parfums naturels.

De même, plus les aliments que vous mangerez seront bien préparés, biologiques de préférence, plus vous entraînerez votre goût. Votre sens du goût vous transmet des sensations, des impressions, qui peuvent être ou non de qualité. N'oubliez pas qu'il y a une grande différence entre les bonnes et les mauvaises impressions. Cherchez les bonnes, évitez les mauvaises, et si vous êtes obligé de les subir, décidez de les supporter, et évitez surtout d'être dans une émotion négative.

Quant au sens du toucher, il nous met constamment au contact d'impressions – chaleur, froid, etc. Quand vous touchez les choses ou les personnes, essayez également de le faire de façon consciente.

Je me souviens que, lorsque j'étais enfant, mon grand-père m'emmenait souvent dans la forêt, et au moment de partir, il prenait sa canne – il avait des difficultés à marcher –, il sortait par le corridor et, une fois sur le pas de la porte, il me disait : "Viens !" et je courais vers lui et prenais sa main. Et aujourd'hui encore, lorsque j'y pense, je me souviens de la rugosité et de la chaleur de sa main, une main sèche et ferme.

Peut-être vous aussi avez-vous des souvenirs de ce genre : un toucher de la main... Non pas ce galvaudage des embrassades, des enlacements... J'en vois parfois qui s'embrassent une fois, deux fois, trois fois, quatre fois... Tout à la surface... plus rien de vrai... Les mamans savent bien que le plus beau baiser qu'elles puissent donner à leur enfant, c'est souvent le soir, au coucher, un simple baiser sur le front, et qu'il y a là bien plus d'intensité que dans le débordement.

Mais il est vrai que, lorsqu'il n'y a pas de véritable sentiment derrière les choses, lorsqu'elles ne sont pas vraies, profondes, elles s'éparpillent à la surface. C'est à cela qu'on reconnaît les choses vraies : elles sont simples et discrètes, elles ont une force.

Toucher quelqu'un, lui serrer la main, le serrer dans ses bras, l'embrasser... La pratique du toucher, c'est également le massage, souvent enseigné dans les Ecoles. Il est évident que ce type de toucher sera lié au consentement réciproque. Ce n'est pas parce que vous avez envie d'embrasser quelqu'un qu'il faut le faire, une réciprocité est nécessaire.

Et il en est de même avec les yeux. Pensez à ce que vous ressentez quand on vous regarde fixement et avec insistance, alors que vous n'avez rien demandé... l'effet que cela vous fait... et pensez au contraire au regard de complicité qu'on peut échanger avec quelqu'un. Celui-là peut durer. Là aussi, il y a réciprocité, un accord réciproque, même s'il est non-verbal, bien éloigné du regard imposé ou du toucher intempestif, ou bien encore de l'oreille indiscrète qui se mêle de ce qui ne la regarde pas.

Cette utilisation plus consciente des sens, par plus de présence au regard, à l'ouïe, au toucher, nous ramène à la nécessité de diriger son attention vers le présent, vers ce qui est en train de se passer. C'est regarder vraiment, écouter vraiment, c'est être vraiment en contact physique. C'est : arrêtez-vous un moment pour le faire. Voilà l'idée.

Du point de vue spirituel, cela signifie que la moindre impression devient alors plus subtile, plus fine. Ecoutez avec attention : même si vous ne percevez pas les énergies – si vous commenciez à les entendre, ce serait mauvais signe, il faudrait aller vous faire soigner... –, vous verrez que tout devient malgré tout plus subtil, plus riche et plus vivant. C'est ce que nous disions au début de ce stage : parce que vous mettez de l'attention dans vos impressions, elles deviennent plus denses, plus intenses, plus riches, plus vivantes. Du point de vue énergétique, elles deviennent plus subtiles et plus fines. Prenez le temps de le faire de temps en temps.

Cette nécessité de faire participer le corps au travail intérieur a été comprise par toutes les spiritualités et religions. Dans les religions qui portent encore en elles des éléments véridiques, dans les spiritualités qui sont de vrais chemins, on porte parfois des habits spéciaux, on crée un décor particulier. Dans les rituels, le décor et les gestes ont leur importance : touchers particuliers, façon de saluer, de se donner l'accolade, certains mouvements... Odeurs, encens, bougies, tous les sens sont touchés. Le goût, par le partage des repas – les agapes –, considérés comme des repas sacrés, ou simplement repas où on partage les dons reçus. L'ouïe, par les chants, les récitations, les musiques. C'était là une connaissance ancienne des religions et c'est une connaissance actuelle des chemins spirituels : les impressions sont une nourriture qui fortifie l'essence, en particulier lorsqu'elles sont de qualité et surtout lorsqu'elles sont reçues en conscience, lorsqu'on est conscient qu'elles entrent en nous. Il ne peut s'agir évidemment des impressions agitées, accélérées de la télévision — d'un service religieux regardé à la télévision par exemple.

Ce sont là quelques méthodes qui permettent d'utiliser le corps physique comme instrument du travail sur soi, et de nourrir et de fortifier l'essence qui peut alors faire un meilleur usage du corps physique, du centre émotionnel et du centre intellectuel. Il ne s'agit jamais de supprimer le corps comme l'enseignent les ascètes ou tous les contempteurs du corps physique. Le corps n'est pas considéré comme quelque chose de mauvais qu'il faudrait soumettre, mais comme un instrument qui doit servir. Vous n'êtes pas ce corps, votre essence est entrée dans ce corps, elle l'habite. Il ne s'agit donc ni de le soumettre comme l'ascète, ni d'être obnubilé par la beauté ou la forme physique, ni non plus de ne rechercher que le bien-être, fût-ce sous des aspects apparemment spirituels. Le corps peut être un instrument au service de l'évolution de l'essence. Il ne s'agit donc pas de l'affaiblir, mais de s'en servir pour fortifier l'essence. Il s'agit de se servir de son corps pour fortifier son âme, et c'est ce que vous faites dès que vous apportez de l'attention, de la conscience, de la présence à ce que fait votre corps : il entend, il voit, il respire, il mange, il bouge... Dès que vous y portez de l'attention, vous nourrissez votre essence.

La plupart des chemins spirituels ont développé une forme de culture du corps, comme les Hindous, avec le yoga physique, la maîtrise du corps étant toujours liée à l'attention.

En Orient, ce sont les arts martiaux : kendo, aïkido, judo, taï chi chuan, etc. qui insistent avant tout sur la nécessité de l'équilibre du corps et de la présence immédiate. Quand, dans un combat de kendo, vous êtes face à l'adversaire avec son sabre levé, essayez de rêver un instant... Vous verrez comme le coup arrive vite !... Essayez, en judo ou en aïkido, d'être dans vos considérations intérieures, quand l'autre est en face de vous... Vous verrez avec quelle rapidité il va vous remettre exactement là où vous devriez être : d'une part les pieds en l'air, parce que vous planez, et ensuite une bonne retombée sur le sol ! L'adversaire se charge de vous rappeler la nécessité de la présence.

Dans l'orthodoxie chrétienne des moines hésychastes, un exercice très important est celui des prosternations multiples. Les moines se prosternent dix, cent, mille fois par jour, dans l'idée qu'on ne prie pas seulement avec sa tête et son cœur, mais avec tout son corps. Ces moines restent longtemps jeunes et en forme.

Avez-vous déjà vu tourner les derviches tourneurs de Konya, les élèves de Rumi ? Vous avez vu avec quelle grâce ils le font, un pied bien fixé au sol et l'autre imprimant le mouvement. Bien droits, avec une main ouverte vers le ciel et l'autre tournée vers la terre, ce qui signifie : "Ce que je reçois du ciel, je le rends à la terre", le geste même de Jésus-Christ dans "La Cène" de Léonard de Vinci : la main gauche qui reçoit du ciel, et la droite qui arrête de s'agripper à ce qu'elle possède et qui donne...

Tourner comme ils le font, avec une telle grâce, n'est possible qu'à partir d'un état d'équilibre non seulement physique, mais aussi intérieur. Sinon on tournoie, comme vous valsez, ce qui n'est pas tout à fait la même chose, bien que la valse ait là son origine (le Sama de *Dervish Extasis*).

Pratiquée cinq fois par jour, la prière rituelle des musulmans est également une bonne manière de rester en forme physique. Elle se fait de la façon suivante : position debout, on se courbe, puis on se prosterne, on se relève, et on recommence. Elle est en fait directement issue des écoles de Sagesse, et nous la retrouvons dans la salutation au soleil de *Dervish Extasis*.

Dans la 4e Voie, on enseigne la salutation complète, mais aussi les mouvements de *Dervish Extasis*, et on y pratique le travail physique, qui fait partie intégrante des mouvements. La participation du corps au travail est un élément indispensable, le corps devient l'instrument qui permet non seulement de nourrir l'essence, mais également d'être créatif vers l'extérieur. Nourriture de l'essence à l'intérieur, et création vers l'extérieur.

A. : Comment le travail physique peut-il faire partie intégrante des mouvements ?
– Que faites-vous quand vous travaillez physiquement ?

A. : Des mouvements...
– Alors faites-les consciemment. Le travail physique pratiqué consciemment fait partie intégrante du travail sur les mouvements, et mieux vous accomplirez le travail physique – même l'épluchage des pommes de terre –, mieux vous ferez les mouvements, et plus vous vous entraînerez à faire les mouvements consciemment, plus vous arriverez à faire correctement n'importe quel travail physique.

A. : Comment est-il possible d'avoir une action sur le système glandulaire ?
– Les mouvements ont déjà une action sur le système glandulaire. En même temps, le travail sur les émotions négatives, la prise de conscience de ces émotions et de la façon dont on les manifeste, puis la volonté de ne pas les manifester, tout le travail sur cette ligne transforme l'énergie sexuelle et la rend plus subtile. La conséquence est que, d'une part, elle alimente moins les émotions négatives, et d'autre part, elle est directement dirigée vers l'épiphyse, cette glande dont on dit dans beaucoup de spiritualités qu'elle est le siège de l'âme ou le germe de l'essence. Toute présence, toute conscience, amène une partie de l'énergie sexuelle affinée à l'épiphyse. Or elle

est la glande qui dirige l'ensemble des autres glandes hormonales. Tout ce qui touche l'épiphyse touche donc la vie de l'âme.

A. : Quel travail peut-on faire sur le système circulatoire ?
– Que peut-on faire ? Respirer de façon à ce que le sang soit correctement oxygéné. Respirer consciemment, bouger, faire des mouvements. Pratiquer *Dervish Extasis* régulièrement. C'est pourquoi lorsque vous êtes à taper pendant des heures devant l'ordinateur, je vous envoie vous promener, marcher un peu, prendre l'air...

CHAPITRE X

LA PRATIQUE DE DERVISH EXTASIS :
UNE PRATIQUE SPIRITUELLE MÉDITATIVE

(Transcription d'une conférence de S. Aïssel)

La pratique de *Dervish Extasis* nous révèle sa réelle valeur, on peut appeler cela son efficacité aussi, uniquement dans le temps, c'est-à-dire avec la répétition. Et ce n'est qu'avec le temps que l'on commencera à comprendre toute la dimension de ces mouvements.

L'être humain vit dans un chaos, son chaos intérieur, ce désordre de fonctionnement des centres intellectuel, émotionnel, instinctif, moteur. Le but des pratiques de *Dervish Extasis* est de mettre de l'ordre dans ce dysfonctionnement, de créer en l'homme le contraire du mot chaos, un cosmos. Créer un cosmos intérieur où la relation entre tous les centres devient une relation harmonieuse de façon à ce que le mot des alchimistes du Moyen Âge, qui disaient qu'en l'homme pouvait se refléter comme dans un microcosme, le macrocosme – le mouvement harmonieux des sphères – puisse trouver toute sa signification : faire de l'homme un cosmos, comme un cosmos des sphères, un microcosme.

Voilà le but ou l'un des buts importants de la pratique de *Dervish Extasis* : mettre fin au chaos, mettre de l'ordre, créer des cosmos intérieurs.

La pratique de *Dervish Extasis* est possible pour tout le monde. Quelques-uns, handicapés par des troubles physiques, mécaniques, ne pourront pas faire tous les mouvements. Mais il y a toujours des mouvements qui les remplacent, c'est-à-dire que même une personne grabataire ou presque, peut faire certains mouvements. Et à l'évidence, ils sont faits plus parfaitement du point de vue esthétique ou extérieur par ceux qui sont parfaitement mobiles physiquement. Mais il n'y a pas d'échec possible dans la pratique des mouvements, pas d'échec possible à cause de ce que j'ai dit tout à l'heure : l'être humain est dans le désordre et la pratique des mouvements va essayer d'y mettre de l'ordre. Cet ordre se fait en fonction du travail qu'on fait sur soi-même. Donc tout progrès, ou tout ce qu'on peut acquérir par ces mouvements est lié au travail fait. La notion de réussite ou d'échec est étrangère à la pratique de *Dervish Extasis*. A partir d'un état de chaos ou de désordre au départ, il ne peut y avoir qu'un ordre toujours plus grand, d'où l'impossibilité de l'échec.

Souvent la question est posée : la pratique de *Dervish Extasis* a-t-elle des effets sur la santé ?

Elle a un effet sur la santé : beaucoup de nos troubles physiques sont améliorés par la pratique de *Dervish Extasis*, mais ce qui a tendance à disparaître le plus vite sont toutes les habitudes physiques néfastes ou négatives. De plus, un autre effet connu des alchimistes justement, puisqu'ils recherchaient une boisson de longue vie ou d'immortalité : la pratique de *Dervish Extasis* a tendance à freiner le vieillissement, certains disent même à faire rajeunir, d'où mon éternelle jeunesse apparente ! *(rires)* Vraiment apparente.

Mais pour cela, il faut passer par l'observation de ce corps et l'observation n'est pas celle qu'on peut faire uniquement dans sa vie ordinaire, dans sa vie habituelle, mais une observation dans les situations particulières très précises que sont les situations de pratique de *Dervish Extasis*. Parce que dans cet état particulier, on apprend à connaître réellement le corps et surtout on y met de plus en plus d'énergie consciente. Sachant encore que de cette manière, à travers cette observation du corps dans ces mouvements et par rapport à la conscience avec laquelle on les pratique, on apprend aussi comment mieux subvenir aux besoins du corps, à ses besoins réels. Puisque pour le corps il en est de même que pour les hommes, lorsque nous avons besoin d'un bon serviteur, nous devons reconnaître ses droits, ses besoins et sa dignité. Alors seulement il nous sert réellement.

Une relation correcte avec le corps, ou plutôt une relation correcte entre le corps et l'esprit, nécessite ou passe par la discipline. Appliquer une certaine discipline au corps permet de découvrir ses faiblesses, ses points faibles. Par exemple, s'il est trop paresseux ou s'il mange trop, vous pouvez le remarquer par d'autres méthodes que la pratique de *Dervish Extasis*, mais de cette façon on le vit d'une manière beaucoup plus directe. Souvent d'ailleurs, on peut découvrir les réelles faiblesses du corps en le traitant un peu plus durement que ce que l'on fait habituellement.

Entre l'esprit et le corps, la relation est vraiment celle de maître à serviteur. Les mouvements méditatifs de *Dervish Extasis* doivent nous aider à créer cette relation juste entre le corps et l'esprit et surtout entre toutes les parties du corps et les différents centres aussi.

Vous savez que dans tous les centres il y a une partie physique, motrice et instinctive. La pratique de *Dervish Extasis* permet petit à petit d'entrer dans le mode de fonctionnement de ces centres et de comprendre ce fonctionnement. Au début on apprendra surtout à être présent à son corps, à être conscient, à faire entrer ce que nous appelons de l'énergie consciente dans le corps.

Par la pratique de *Dervish Extasis*, on apprend réellement tout ce qu'on fait mal : comment on se couche mal, comment on s'assoit mal, comment on marche mal. Tout cela on ne l'apprend pas de quelqu'un d'autre extérieurement, mais on l'apprend intérieurement. On apprend à le voir réellement et c'est le début du changement. On apprend à voir qu'habituellement on a beaucoup trop de tension musculaire. Là, maintenant, la plupart d'entre vous perdent une très grande somme d'énergie parce qu'ils ne sont pas assis correctement, ou assis avec trop de tension musculaire. C'est pour cela qu'ils ne retiennent que la moitié de ce que je dis, l'autre partie de l'énergie sert à maintenir leur tension musculaire inutile. D'autres bougent tout le temps, leur stylo par exemple, vous savez en mouvements nerveux, inutiles eux aussi. Tous ces mouvements nerveux inutiles font partie aussi d'une énergie qui part, disparaît. Donc les tensions comme les mouvements nerveux inutiles sont également des pertes d'énergie. Lorsqu'on en devient conscient, on peut arrêter ces pertes, à condition de se relaxer un peu, de se détendre.

Les mouvements méditatifs de *Dervish Extasis* permettent de mieux respirer : une meilleure oxygénation. Cela signifie que si nous apprenons les postures de base, si nous comprenons leur sens, nous verrons un effet positif sur la respiration, sur la circulation sanguine, sur les émotions et sur les pensées. Tout cela fait partie de ce que l'on peut acquérir, ou ce à quoi on peut s'élever par la pratique de *Dervish Extasis*, sachant que les mauvaises postures que nous avons habituellement ont un effet négatif sur la respiration, sur la circulation sanguine, sur les émotions, sur les pensées, beaucoup plus que nous ne l'imaginons.

Essayez de penser clairement en étant avachi dans un fauteuil et ensuite essayez de penser clairement en vous redressant. Si vous avez, ne serait-ce qu'un début de sensibilité, cette simple expérience vous montrera la différence de ce qui se passe réellement en vous. *Dervish Extasis* fortifie par voie de conséquence tout le système nerveux dont dépendent la plupart des impressions qui entrent en nous.

La raison essentielle de la pratique de *Dervish Extasis* est liée évidemment à un point de vue spirituel. Ces mouvements sont une sorte de travail sur soi qui permet la transformation intérieure, à condition qu'ils soient pratiqués de façon consciente. Parce que même s'ils sont beaux, esthétiques, s'ils sont pratiqués uniquement dans le but d'améliorer la santé ou pour les autres petites raisons évoquées, il n'y a alors aucun apport d'énergie consciente. L'énergie consciente ne peut nous être apportée que parce que nous produisons un peu de conscience et que nous la mettons dans le corps. Et l'énergie consciente que nous pouvons mettre dans le corps est une énergie qui le transforme. Mais cette façon de pratiquer *Dervish Extasis* fortifie aussi bien le corps que le centre intellectuel, le centre émotionnel, le centre moteur et le centre des instincts.

A côté du fait qu'il nous rend plus sensible à notre corps, un autre but de *Dervish Extasis* est de nous libérer, de nous aider à nous libérer de nos automatismes et de nos conditionnements. Vous savez que dans la vie courante, il est quasi impossible de se rendre compte à quel point nous sommes prisonniers de ces automatismes. Les mouvements méditatifs de *Dervish Extasis* créent des conditions tout à fait spéciales pour que nous puissions développer une autre attention à nous-même et en particulier à tous nos mécanismes pour nous en libérer.

CHAPITRE XI

DERVISH EXTASIS, MOUVEMENTS, POSTURES ET ETATS DE CONSCIENCE
(Transcription d'une conférence de S. Aïssel)

Plus on pratique les mouvements et les postures de *Dervish Extasis* en conscience, plus on acquiert le sentiment de rencontrer là une connaissance venue de très loin, liée à la science particulière des postures et de leur relation avec les énergies.

L'un des buts de *Dervish Extasis* est de nous rendre parfaitement sensibles à notre corps, présents aux énergies qui l'habitent. Un autre but est de nous aider à nous libérer de nos automatismes et de nos conditionnements. Dans l'activité de la vie courante, il est difficile de remarquer à quel point nous sommes prisonniers de ces automatismes.

Les mouvements méditatifs de *Dervish Extasis* créent des conditions favorables au développement d'une autre attention à soi-même. Bien comprendre le sens des mouvements de *Dervish Extasis*, c'est devenir l'instrument de ces énergies qui, à chaque instant, donnent vie au corps. Ces mouvements révèlent certaines forces qui ne peuvent être découvertes autrement, et qui permettent un jour de maîtriser la pensée et les émotions.

L'être humain étant à la fois corps, âme et esprit, il doit, pour comprendre réellement, utiliser toutes ses potentialités et joindre à l'approche intellectuelle l'approche physique et celle du ressenti. Quand sa pensée, ses sentiments et son corps physique fonctionnent en même temps, il peut toucher ce qui les dépasse et il possède alors une clé qui peut lui ouvrir la porte sur une autre dimension.

Certains mouvements, certaines postures induisent des émotions, des sentiments ou même des idées spécifiques. Quand vous restez un certain temps prosterné, le nez et le front sur le sol, vous pouvez sentir monter un sentiment particulier, un changement s'opère en vous. Le mouvement entraîne une transformation physiologique qui entraîne elle-même une transformation émotionnelle et intellectuelle. Quand vous avez la tête lourde et des difficultés à réfléchir ou à vous concentrer, vous pouvez y remédier en prenant une posture qui irrigue le cerveau. Ce sont là des réalités banales.

Ces relations sont scientifiquement connues, du moins partiellement. Les recherches faites sur le cerveau ont montré que les régions dans lesquelles se répercutent les émotions et les pensées sont proches de celles dont dépend la motricité, et que les stimulations faites à un endroit ont tendance à diffuser dans les régions avoisinantes, c'est pourquoi certaines émotions provoquent certains mouvements, et c'est pourquoi aussi, par certains mouvements, on peut réussir à provoquer des émotions ou des états de conscience spécifiques.

La psycho-anthropologie explique ce phénomène par l'existence des centres et la façon dont ils sont constitués. L'être humain possède trois centres : intellectuel, émotionnel et physique, qui comprennent chacun un élément des autres (voir schéma). Aussi un centre qui s'anime enclenche-t-il à la fois l'animation de la section qui lui correspond et celle des deux autres. Quand une émotion déclenche le fonctionnement du centre émotionnel, celui-ci diffuse un peu sur les parties physique et intellectuelle. De la même façon, toute action sur le centre physique entraînera les sections émotionnelle et intellectuelle, et si l'entraînement est assez fort, l'énergie diffusera vers les autres centres.

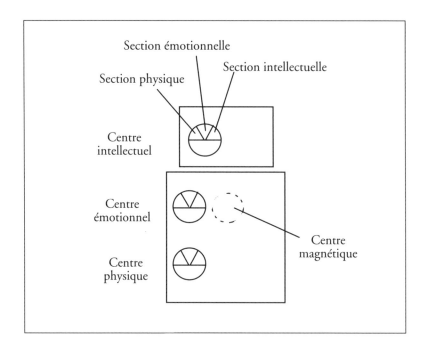

Chez la plupart des individus, les centres fonctionnent de façon disharmonieuse. Certains sont bloqués dans leur centre physique : ils ne ressentent rien physiquement ; chez d'autres, le blocage se situe dans le centre émotionnel ; d'autres encore ne sont que dans l'émotionnel, leur centre intellectuel ne fonctionne presque pas ou est dominé par l'émotionnel. Cela signifie qu'un des centres prend de l'énergie à l'autre.

Une stimulation adéquate permet de sortir de ce désordre et d'harmoniser le fonctionnement des centres. Il en résulte une énergie résiduelle qui peut nourrir le centre magnétique et former les centres supérieurs.

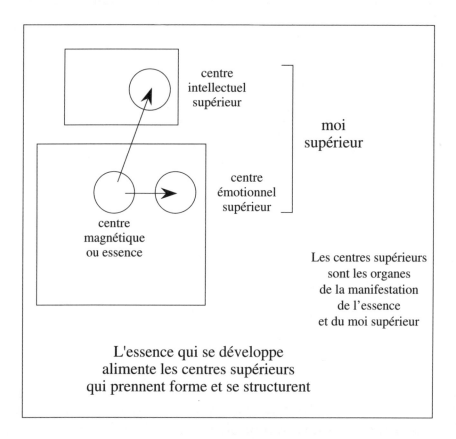

Cette interrelation entre le corps, l'âme et l'esprit est utilisée dans le domaine spirituel pour favoriser l'apparition de certains états de conscience. Les Ecoles de Sagesse ont mis au point une véritable science des mouvements, des postures, de la parole et de la respiration.

Il est en effet très difficile d'atteindre une ouverture de la conscience qui permette de percevoir des réalités suprasensibles, si on n'a pas appris à bouger correctement certaines parties du corps.

En gardant certaines attitudes pendant un certain temps, on fait naître une émotion liée à cette attitude. Nous allons immédiatement en faire l'expérience. Essayez d'être suffisamment concentré et à l'écoute de vous-même, vous pourrez percevoir en vous une différence subtile.

Une vieille légende hindoue raconte qu'il y eut un temps où tous les hommes étaient des dieux. Mais ils abusèrent tellement de leur divinité que Brahma, le maître des dieux, décida de leur ôter le pouvoir divin et de le cacher en un endroit où il leur serait impossible de le retrouver. Le problème fut donc de trouver un tel endroit.

Les dieux mineurs furent convoqués en un conseil pour résoudre ce problème. Ils proposèrent d'abord d'enterrer la divinité de l'homme dans la terre. Mais Brahma répondit : "Non, cela ne suffit pas, car l'homme creusera et la trouvera".

Les dieux répliquèrent : "Dans ce cas, jetons la divinité dans le plus profond des océans."

Mais Brahma répondit à nouveau : "Non, car tôt ou tard, l'homme explorera les profondeurs des océans, et il est certain qu'un jour, il la trouvera et la remontera à la surface."

Alors les dieux mineurs conclurent : "Nous ne savons pas où la cacher car il semble n'exister aucun endroit sur terre ou dans la mer que l'homme ne puisse atteindre un jour."

Brahma dit alors : "Voici ce que nous ferons de la divinité de l'homme : nous la cacherons au plus profond de lui-même, car c'est le seul endroit où il ne pensera jamais à chercher."

Depuis ce temps-là, conclut la légende, l'homme a fait le tour de la terre, il a exploré, escaladé, plongé et creusé, à la recherche de quelque chose qui se trouve en lui.

✧

Chaque posture a un effet différent, à la fois sur le corps, les états d'âme et les pensées. Comme je vous le disais, les Ecoles de Sagesse ont développé une véritable science des mouvements et des postures, qu'on retrouve maintenant dans *Dervish Extasis*.

Pour en revenir à des éléments scientifiques, il faut savoir qu'une posture particulière de la tête a une influence sur l'oreille interne et par là sur le cerveau. De la même façon, certains mouvements spécifiques conduisent à une stimulation de l'appareil vestibulaire, qui a pour effet d'activer le système nerveux cérébral, et de permettre l'entrée dans un état de conscience particulier. Certains mouvements méditatifs ont une influence sur le sens de l'équilibre, qui se répercute par diffusion sur tous les autres sens, les cinq sens physiques, mais aussi les sens suprasensibles. Le sens de l'équilibre n'est pas seulement un sens physique : comme le sens de la chaleur, qui nous rend capables non seulement de ressentir la chaleur matérielle, mais aussi celle du cœur, il est aussi celui de l'équilibre intérieur.

D'autre part, l'action sur l'un des sens a un effet de diffusion sur tous les autres, y compris les sens suprasensibles. Nos sens habituels nous permettent d'entrer en contact avec le monde extérieur. En les développant davantage, on peut trouver une possibilité d'accès à des réalités qui sont au-delà du monde sensible.

Les choses spirituelles sont incarnées dans les moindres détails de notre être et ont un effet jusque dans la moindre de nos cellules. Les réalités spirituelles, psychologiques et physiologiques sont une, l'unité du corps, de l'âme et de l'esprit n'est pas une théorie, mais une réalité concrète de l'être, et toute influence sur l'un a une répercussion sur l'autre.

La conscience qui évolue n'a pas seulement une influence sur les sentiments et les pensées, elle opère une transformation de tout l'organisme physique. Parce qu'on respire autrement, le sang est mieux oxygéné, il irrigue mieux le cerveau, les cellules s'usent moins. L'opposé est bien connu : les émotions négatives ont elles aussi un effet sur l'organisme : la mauvaise humeur finit par rendre le foie malade et la colère par fragiliser le cœur...

Mais la transformation est bien plus profonde encore et s'inscrit dans chacune de nos cellules et jusque dans les gènes.

L'activité physique permet de se dégager des émotions négatives : en utilisant l'énergie disponible, elle l'ôte à l'entretien de ces émotions. C'est la raison des ordres apparemment contradictoires qui sont parfois donnés par les Maîtres. On envoie l'élève creuser un trou, et lorsque le trou est creusé, on le lui fait reboucher, pour ensuite lui en faire creuser un nouveau, et ceci jusqu'à ce que le Maître ait constaté que l'élève s'est débarrassé de tout ce qu'il y avait en lui de négatif. Parce qu'on connaît, dans les Ecoles de Sagesse, le mode de fonctionnement des énergies, rien n'est jamais fait par hasard, même quand, apparemment, cela semble absurde.

Certains de ces chapitres sont extraits du livre

"Zen en Mouvements"
de Pir Kejttep Ançari,
publié par le même éditeur.

Cet Enseignement est diffusé à partir de

l'Ecole de l'Art des Mouvements
et de l'Expression Symbolique

Renseignements et contact par l'Editeur

EDITIONS DE LA LUMIERE
102, rue de la Gare
F 57800 Béning-lès-Saint-Avold
Tél. : 03.87.04.47.72 - Fax : 03.87.04.12.35

TABLE DES MATIÈRES

✧

AUTRES OUVRAGES DE L'AUTEUR

* Publiés par les Editions de la Lumière
L'Eveil Spirituel
L'Enseignement d'un Immortel
La Vie Redonnée ou dialogue avec un Initié
Le Chant de l'Eternité
Les Grandes Idées Spirituelles à l'aube du 21e siècle
De la Méditation à l'Amour (Tome 1)
Méditation, amour et liberté (Tome 2)
Le Livre Occidental de la Vie et de la Mort
Quand les oiseaux de fer voleront, le Dharma ira en
Occident
Aimer le Chemin spirituel
La Réalisation Spirituelle
La Vie est Présence
De l'Islam au Soufisme - Réflexions d'un Ami gnostique
Les Parfums qui guérissent

* Publiés par Spiritual Book
Le petit Livre Chinois de l'Harmonie et du Bonheur
Pensées Spirituelles Impertinentes
La Nouvelle Psychologie Spirituelle - Tome 1 : Les traits
du caractère
Une Ecole de Sagesse, aujourd'hui
Amour et Sexualité sur le Chemin Spirituel
Les Paroles qui guérissent

* CD Musique et Chants (Editions de la Lumière)
Musiques Soufies d'Orient et d'Occident
Le Chant de l'Eternité, version intégrale n° 101
L'Immortelle, morceaux choisis, version n° 102

Disponible en librairie

ou Bon de Commande à retourner aux :
EDITIONS DE LA LUMIERE
102, rue de la Gare - F 57800 Béning-lès-Saint-Avold
(accompagné d'un chèque en FF pour le règlement)

Nbre	Titre	Prix en FF	Montant en FF
	Cassette vidéo		
___	* Zen en Mouvements - L'Art du Mouvement Méditatif (contient une grande partie des exercices de *Dervish Extasis)*	220,00	___
	Cassettes audio		
___	* Relaxation - 2 méthodes pratiques (Patrick J. Petri)	90,00	___
___	* Training autogène (Patrick J. Petri)	90,00	___
___	* La Méditation Véritable - Zen - Théorie et pratique (Patrick J. Petri)	90,00	___
	CD		
___	* Le Chant de l'Eternité - Version Intégrale (chanté par Christiane Steffen)	138,00	___
___	* Musiques soufies d'Orient et d'Occident (par les Amis de Selim Aïssel)	138,00	___
	Livres		
___	* Méditation - Connaissance de soi et vie pratique (Patrick J. Petri)	110,00	___
___	* Zen en Mouvements (Pir Kejttep Ançari)	130,00	___
___	* Le Chant de l'Eternité (Selim Aïssel)	79,00	___
___	* Les Paroles qui guérissent (Selim Aïssel)	98,00	___
___	* Les Mouvements qui guérissent (Selim Aïssel)	98,00	___
	Frais de port	22,00	___
	TOTAL		___

Veuillez expédier la commande à l'adresse suivante :

NOM : .... Prénom : ....

Adresse : ....
....

Code Postal : .... Ville : .... Pays : ....

Ci-joint un chèque de .... **FF**

❐ Veuillez me faire parvenir le catalogue de vos prochaines parutions

Date :........................... **Signature :**

199

Achevé d'imprimer en mars 1999
sur les presses de
l'Imprimerie Durand
9, rue du Maréchal Leclerc - 28600 Luisant

Dépôt légal : 03/1999
ISBN : 2-909651-63-0
N° d'impression : 11047